레벨업 금연법

현대인의 건강을 위한 지침서
레벨업 금연법

초판 1쇄 발행　2024년 06월 25일
초판 2쇄 발행　2024년 07월 16일

신고번호　제313-2010-376호
등록번호　105-91-58839

지은이　이종상

발행처　보민출판사
발행인　김국환
기획　김선희
편집　박영수
디자인　김민정

ISBN　979-11-6957-180-7　　03510

주소　경기도 파주시 해올로 11, 우미린더퍼스트@ 상가 2동 109호
전화　070-8615-7449
사이트　www.bominbook.com

・가격은 뒤표지에 있으며, 파본은 구입하신 서점에서 교환해드립니다.
・이 책은 저작권법에 의하여 보호를 받는 저작물이므로 무단 전재와 복사를 금합니다.

현대인의 건강을 위한 지침서

레벨업 금연법

이종상 지음

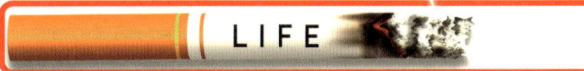

아무리 노력해도 별다른 성과가 없던
사람들에게 현직 의사가
진짜 실패 이유를 말해주고 있다.

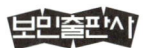

추천사

요즘 정부의 담뱃값 인상 이야기가 슬슬 흘러나오고 있고 대한민국은 현재 '금연 열풍'이다. 하지만 많은 사람들이 흡연 욕구를 참지 못하고 다시 담배를 피우는데, 정부에서 아무리 흡연의 폐악을 광고해도 우리가 금연에 성공하지 못하는 이유는 과연 무엇일까? 금연은 누구나 시작할 수 있어도 평생 흔들리지 않고 유지하기란 어렵다. 그러니 아무리 오랫동안 성공했더라도 언젠가 무너질 수 있는 금연이라면 불안할 수밖에 없을 것이다.

현재 가정의학과 전문의인 저자는 본인이 직접 체험한 금연 성공과정을 정신건강의학과 심리학적 지식을 바탕으로 이 책에서 에세이 형식으로 쉽게 풀어나가고 있다. 우선 내가 담배를 피웠던 기억들을 되짚고, 내가 담배를 피울 수밖에 없는 이유를 꼼꼼히 따져본 후 내 마음속의 결핍을 치유하면 억지로 참지 않아도 자연스럽게 담배 생각을 없앨 수 있다는 것을 직접 체험으로 증명한다.

또한 저자는 이 책에서 무작정 의지력만으로 담배를 끊으려고 하기 때문에 금연에 실패할 수밖에 없는 것이라고 충고한다. 담배는 마약만큼 중독성이 강한 물질로 참고 인내해서 끊을 수 있는 게 아니다. 사실 저자는 그 누구보다도 건강지식에 해박한 의사이지만, 십수 년을 헤비 스모커(heavy smoker)로 살아오면서 "왜 내가 담배를 끊을 수 없는지?"에 대해 치열한 고민을 했었고, 그동안 수십 번의 금연 실패의 경험들이 쌓여서 지금의 금연 성공이 있게 되었다고 자신 있게 이야기한다. 또한 저자는 금연 실패로 인한 자책감을 갖고 있는 흡연자들에게 위로와 격려를 보내며, 그러한 금연 노력들이 하나하나 모여서 계속 시도될 때 성공적인 금연이 될 수 있다고 강조하고 있다.

2024년 6월
편집장 **김선희**

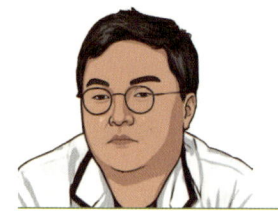

프롤로그

　내가 이 책을 쓰는 것은 가정의학과 전문의로서 의학적인 지식만을 전달하기 위해 쓰는 것이 아니다. 나는 20살부터 시작해 22년간 담배를 피워왔던 사람이다. 담배 자체를 너무 좋아해서 하루도 끊을 수 없다고 이야기했던 내가 금연을 몇 번 실패한 애연가로서 이 책을 썼다.

　금연을 시작해보려고 했을 때 실패할까봐 주변의 누구에게도 말하지 못하고 혼자 초조해했었다. 항상 어떤 행동을 할 때 이론부터 공부하고 시작했던 나는 금연책을 몇 권씩 사서 읽었다. 나에게 맞는 금연법이 있는 책도 있었고, 아닌 책도 있었지만 금연과 관련된 책을 읽는 것은 누군가 나보다 먼저 이 금연의 고통을 겪은 사람이 함께 금연을 해주는 것 같은 긍정적인 효과가 있었다.

금연과 관련된 더 다양한 책이 있었으면 좋겠다는 생각을 했다. 의사로서 금연을 시도하려는 사람에게 딱딱하게 알려주려고 하는 것이 아니라 금연을 응원하는 동네 형이나 동생, 친구가 되어서 편안한 대화처럼 느껴지게 쓰려고 노력했다. 나의 담배 이야기, 금연할 때의 마음가짐과 금연지식, 레벨업 금연법, 금연일기 네 가지로 크게 분류해서 책을 구성하였다.

애연가이신 아버지와 내가 영원히 담배를 못 끊을 꺼라고 부정요법으로 자극을 준 어머니, 그리고 담배를 피나 안 피나, 비가 오나 눈이 오나 날 믿고 지지해주고 초고 후 첫 탈고를 도와준 아내에게 감사드린다. 7살인 딸과 5살인 아들은 이 책을 마칠 수 있게 항상 존재만으로 큰 힘이 되어주었다.

2024년 6월
저자 **이종상**

목차

추천사   4
프롤로그   6

PART 1   이 원장의 담배 이야기

(01)~(22)   14

PART 2   금연의 마음가짐과 금연지식

(23) 니코틴 중독   87
(24) 금연의 정의   89
(25) 금연에 실패하더라도 자책하지 말자.   91
(26) 금연 시의 신체 변화   94
(27) 금연 후 72시간이 최대 고비다.   97
(28) 금단증상   101
(29) 냉수와 양치질   104
(30) 먹는 금연약   107
(31) 흡연할 때는 흡연하는 행동에만 집중하자.   110
(32) 한 개비의 위력 VS 24시간 금연의 위력   113
(33) 금연 중 가장 큰 고비의 순간은?   116
(34) 흡연과 정신건강   118

(35) 담배는 헤어진 애인? 121

(36) 금연과 체중 변화 123

(37) 금연과 운동 127

(38) 흡연자와 비흡연자 130

(39) 보건소를 활용하자. 133

(40) 담배는 마약이다. 136

(41) 금연에 성공한 유명인 138

(42) 정리 139

PART 3 레벨업 금연법

(43) 콜드터키법 149

(44) 혐오법 153

(45) 담배를 끊지 못했던 이유들 156

(46) 레벨업 금연법의 정의와 장점 158

(47) 레벨업 금연법의 항목 161

(48) 레벨 1 - 운동할 때 167

(49) 레벨 1 - 자다가 깼을 때 171

(50) 레벨 1 - 자기 전 마지막 담배 174

(51) 레벨 1 - 8시간 참아보기 176

(52) 레벨 2 - 운전할 때 180

(53) 레벨 2 - 대변 볼 때 183

(54) 레벨 2 - 아침 첫 담배 186

(55) 레벨 3 - 식사 후에 189

(56) 레벨 3 - 술 마실 때　　　　　　　　　　　　193
(57) 레벨 3 - 화가 나거나 스트레스가 심할 때　　198

PART 4　이 원장의 금연일기

(58) PART 1 마지막에서 이어지는 이야기　　　204
(59) 금연 당일　　　　　　　　　　　　　　208
(60) 금연 1일차　　　　　　　　　　　　　212
(61) 금연 2일차　　　　　　　　　　　　　216
(62) 금연 4일차　　　　　　　　　　　　　218
(63) 금연 9일차　　　　　　　　　　　　　221
(64) 금연 12일차　　　　　　　　　　　　225
(65) 금연 25일차　　　　　　　　　　　　227
(66) 금연 26일차　　　　　　　　　　　　230
(67) 금연 30일차　　　　　　　　　　　　232
(68) 금연 56일차　　　　　　　　　　　　234
(69) 금연 79일차　　　　　　　　　　　　236
(70) 금연 80일차　　　　　　　　　　　　238
(71) 금연 100일차　　　　　　　　　　　 240
(72) 금연 150일차　　　　　　　　　　　 242
(73) 금연 200일차　　　　　　　　　　　 244

에필로그　　　　　　　　　　　　　　　　　246

지금 이 책을 읽고 있는 사람은 금연을 해보고 싶은데 자신이 없거나 현재 금연을 하고 있거나 금연에 실패했거나 하는 사람일 것이다. 본문을 시작하기 전에 금연 수행자로서 매일 생각하고 잊지 말아야 할 한 가지를 강조하겠다.

"스트레스 때문에 담배 못 끊어. 이렇게 스트레스받을 바엔 담배 피우다가 죽는 게 낫겠어."

이런 말은 흡연자의 가장 대표적인 핑계이자 망상이다. 담배는 절대 스트레스와 관련이 없다. 담배를 더 피운다고 스트레스가 사라지지 않으며, 오히려 맥박수가 올라가고, 혈압이 올라가 더 초조해지고 예민해질 뿐이다. 그러면 흡연자는 비흡연자보다 스트레스에 취약한가? 그렇지 않다.

"스트레스 때문에 담배를 끊을 수 없다."

이 문장이 틀렸다고 마음속에 각인하지 않으면 금연 수행자가 되기가 힘들다. 이 전제를 받아들이지 않으면 스트레스를 받는 일이나 화가 나는 일이 생길 때 손에 담배가 있으면 무조건 피우게 된다.

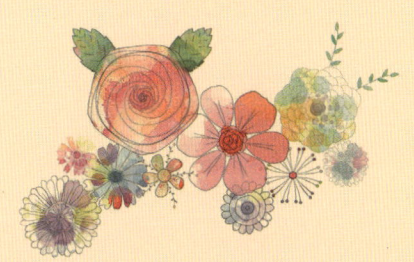

To. _____

금연을 위한 다짐을 한 문장으로 적어본다.
_____

Date : _____

　　금연 실패 시 금연을 다시 하는 날짜를 적어본다. 실패는 성공의 어머니다. 첫 금연 시도는 실패로 끝날 확률이 높다. 괜찮다. 금연 도전을 수십 수백 번 반복한다. 실패를 하면서 연습이 되고 계속 연습하면 분명 성공하는 날이 온다. 많은 여자들이 평생 다이어트를 매일 한다고 이야기하는 것처럼 흡연자는 평생 금연을 도전한다고 생각하라.

PART 1

이 원장의 담배 이야기

01

대학교 입학 신입생 환영회를 할 때 만났던 대학 동기 5명이 학교 기숙사 로비 쇼파에 모여 앉았다. 동기 한 명이 반짝반짝하게 포장된 직사각형의 상자를 하나 꺼내서 뚜껑을 열고 담배 한 개비를 꺼냈다. 겉표지에는 'THIS'라고 적혀져 있었다.

"종상아, 너 담배 한 번 펴볼래?"

하면서 담배 한 개비를 검지와 중지에 끼운 채 까딱까딱 흔들고 있었다.

"그래, 한 번 줘봐."

모여 있는 다섯 명 중에 재수한 형 한 명만 "난 안 필래"라고 거절했는데 그 모습이 그때는 재미없어 보였다. 어릴 때부터 내 우상이었던 아버지는 자주 담배를 피우셨다. 운전을 하실 때나 당구를 치실 때나 공부를 하실 때나 아버지가 피우시던 장미라는 담배가 그때 생각이 났다.

'나도 이제 담배를 펴보는 건가?'

걱정이나 두려움보다는 약간의 설레임이 있었다. 담배에 불을 붙이니 약간 고소한 냄새도 나는 것 같았다. 한 모금을 피웠다.

"흐읍~"

"콜록콜록~ 우웩~"

"이게 무슨 맛이야? 아! 매워."

다시 한번 피웠다.

"흐읍~ 뻐끔~"

옆에 있던 친구가 말했다.

"야, 그거 입담배하는 거야. 잘 봐! 크게 숨을 흡입하듯이 들이마시면서 후~~~"

그렇게 대학 입학한 첫해 봄에 첫 담배를 피고 기숙사 침대에 누웠는데 머리가 멍하고 기분이 이상했다.

'아니, 이런 걸 왜 피는 거지?'

다음날 강의를 들으러 가자 강의실에 들어가는 문 앞에 동갑내기 동기, 재수형, 삼수형, 사수형들이 삼삼오오 모여서 담배연기로 구름을 만들어내고 있었다. 저기 한구석에서 어제

모인 친구들도 있었다. 이상한 용기가 났다.

"나도 한 대만 줘봐."

"너도 이제 사서 펴."

"알았어. 라이터도 잠깐만 빌려줘."

담배에 불을 붙인다.

"흐읍~~ 콜록콜록~~~"

같이 피던 동기들이 웃는다.

"야, 넌 담배가 안 맞는 거 같다."

안 되겠다. 밤에 제대로 피는 법을 연습해야겠다.

슈퍼마켓을 갔더니 담배 종류가 너무 많았다. 어제 폈던 디스를 펴볼까 했는데 담배각이 멋이 없는 것 같았다. 다른 곳에 있는 빨간 담뱃갑을 보니 문득 수능 끝나고 집에서 비디오로 빌려 두 번이나 본 영화 '비트'가 생각났다.

'크~~ 머리카락으로 한쪽 눈을 가린 정우성의 그 담배!'

'남자는 말보로 레드지!'

아무것도 모르고 독초로 담배 인생을 시작했다. 말보로 레드를 3개월 피다가 디스, 디스플러스, 던힐 1밀리로 담배 종류가 바뀌어갔다.

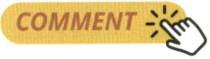
COMMENT

담배는 니코틴 중독을 일으키는 물질이며 마약과도 같습니다. 아버지가 흡연을 하면 아이는 무의식적으로 담배를 피우는 것이 나쁜 행위라는 죄책감이 흐려집니다. 흡연을 하더라도 아이가 보는 곳에서는 흡연을 하지 않는 것이 좋습니다. 저는 담배로 몸이 안 좋아졌을 때 담배를 처음 같이 핀 친구들을 원망하기도 했습니다. 그러나 이는 대단히 잘못된 생각입니다. 그때 같이 피우던 친구들은 이미 10년 전에 모두 금연에 성공했습니다. 내가 담배를 시작한 것이고, 내가 담배를 끊지 못하는 것이지 담배를 같이 시작한 사람들을 원망할 필요는 없습니다. 담배를 피운 기간이나 양과 관계없이 지금이라도 담배를 끊으면 됩니다.

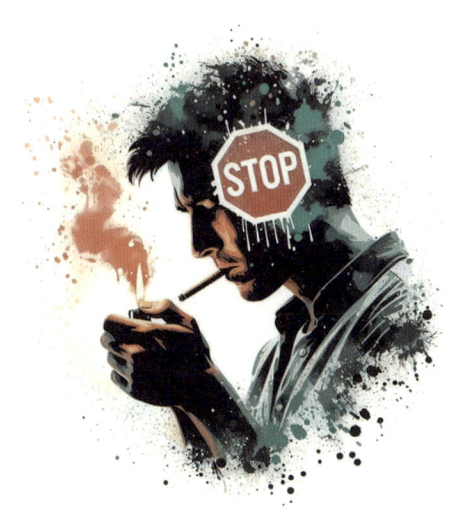

02

대학교 때 아침 첫 강의를 시작하기 전에 200원짜리 자판기 믹스커피에 담배를 한 대 피우는 건 처음 생긴 흡연 루틴이었다. 대부분 흡연하는 남자 동기들은 그 작은 종이컵을 한 손에 쥐고 반대편 손에는 담배 한 개비를 든 채로 믹스커피 한 모금, 다시 담배 한 모금, 이런 행동을 반복하고 있었다. 아마 이때 '담배는 커피와 함께하면 더 맛있어'라는 세뇌가 생기지 않았을까 한다. 뒤에서 이야기하겠지만 흡연자의 담배에 관한 생각들은 대부분 거짓이며 근거가 없다.

대학교에 입학하고 첫 여름방학에 부모님 댁에 갔었는데 이틀 정도 지나자 어머니가 담배 냄새를 맡고 내가 담배 피운다는 것을 눈치채셨다. 어머니는 울부짖듯이,

"종상아, 너 담배 시작하면 절대 못 끊어. 시작을 하지 말았어야 했는데 어쩌다가 담배를 배워서… 시작한 지 얼마 안 됐을 때 끊어!"

나는 그냥 흔한 잔소리라고 치부하고 평소 하던 대로 저녁 먹고 담배를 피웠다. 어머니는 그 다음날부터는 담배에 관한 잔소리를 하지 않으셨다. 이후에 어머니가 담배를 끊으라고 잔소리한 건 16년이 지나고 첫째가 태어나고 나서였다. 어머니는 흡연자이신 아버지를 지켜봐서 그런지 내가 담배를 끊는다는 것은 기대도 안 하시는 것 같았고, 담배를 입에 대는 순간부터 담배 끊는 것을 포기하셨던 것 같다.

한 해가 지나고 겨울방학이었나? 집에서 티비를 보고 있었는데 코메디언 이주일 아저씨가 고동색 안경을 쓰고 텔레비전 공익광고에 나오고 있었다. 누가 봐도 아파 보이는 얼굴이었다.

"담배 맛있습니까? 그거 독약입니다."

담배는 멋있거나 예쁜 사람들만 텔레비전에 나와서 피우는 것이라고 생각했는데 아파 보이는 이주일 아저씨가 나와서 이런 이야기를 하니 보기가 불편했다.

'나도 담배를 계속 피우면 나중에 저렇게 되는 걸까?'

이런 생각이 한 1분 정도 잠깐 머리에 맴돌았던 거 같다.

'이주일 아저씨 광고 보니 기분도 별로인데 나가서 한 대 피우고 오자.'

찬바람 속에서 피우는 담배는 겨울에 먹는 호빵보다 더 맛있는 거 같다는 착각을 그때는 했었다. 금연을 시도할 때 이주일 선생님의 금연 광고를 유튜브에서 몇 번이고 본 적이 있다. 난 故 이주일 선생님의 어떤 스탠딩 개그보다 금연 광고가 이주일 선생님 최고의 작품이라고 생각한다.

COMMENT

담배는 시작을 하지 말아야 한다. 대부분 흡연자는 흡연 시기가 중고등학생이거나 20대 초반인 사람들이 대부분이다. 30~40대에 처음으로 흡연을 시작하는 사람은 많지 않다. 아직 성장하는 시기이기 때문에 담배가 마약이라는 사실과 담배의 단점을 있는 그대로 바라보지 못한다. 20대 때는 몸에 큰 무리가 없으므로 굳이 금연을 해야 할 필요성을 느끼지 못하며, 언제든지 마음만 먹으면 끊을 수 있다는 큰 착각에 빠지게 된다. 금연을 빨리할수록 좋다. 흡연 기간이 짧을수록 더 쉽게 니코틴 중독에서 벗어날 수 있다.

03

대학교를 다니면서 담배가 맛있다고 느끼며 폈다던가 내가 애연가라고 생각해본 적은 없었다. 그냥 남들도 다 피니까, 굳이 끊어야 할 필요성을 느끼지 못하니까, 라는 이유로 흡연을 계속했다. 니코틴 중독은 의식하지 못한 채 심해지고 있었다. 내가 애연가라고 스스로 느끼기 시작한 건 흡연을 시작한 지 10년이 지나고 나서였다.

우리 학과는 의과대학임에도 불구하고 남자 동기들의 50% 정도가 흡연을 했다. 친한 대학교 동기형과 금연에 대해서 이야기하다가 형이 말했다.

"너 혹시 국시(의사국가고시시험) 앞두고 나랑 금연내기 한 거 기억나냐?"

잊고 있었던 일들이 기억났다. 동갑내기 동기 한 명과 지금 이야기를 하는 형과 나 세 명이 흡연자였는데 100만 원 금연내기를 했었다. 나는 이때 하루는커녕 5시간도 참지 못했던 것 같다. 그리고 내가 몰래 담배 피우는 걸 들키기 싫어서 동기들을 마주치지 않으려고 피해 다녔던 것 같다. 이틀 정도 후에 내기를 같이한 동기 두 명이 어느 날 내 자취방에 놀러 와서 라이터를 발견했고, 나는 담배 피운 것을 인정해서 내기는 마무리되었다. 안 피는 척했던 내가 스스로 민망했었다.

100만 원 대신 밥 두 끼를 샀던 걸로 기억한다. 내가 담배를 피우는 건 알고 있었지만 확증이 필요했다고 한다. 내가 금연을 시작했을 때 금연한 지 이틀밖에 안 되어도 아주 멀리서도 담배 냄새를 예민하게 맡을 수 있었다.

COMMENT

금연을 같이하는 사람이 있으면 금연하는 데 도움이 될 수 있습니다. 그러나 금연의 의지가 없는 사람에게 금연을 강하게 권하면 불편할 수 있습니다. 스스로 금연을 시작하겠다는 마음이 서지 않으면 금연은 불가능하기 때문입니다.

04

고속도로를 타고 고향으로 가던 길이었다. 운전 중에는 보통 한 시간에 담배를 한 대씩 피웠었다. 고향까지 보통 3~4시간 걸렸는데 차가 막히는 주말이나 명절에는 6~7대를 차에서 피면 머리가 아프고 매연굴 안에 있는 느낌이 들곤 했다.

어느 날 고속도로에서 창문을 열고 담배를 다 피우고 난 담배 끝을 손가락으로 턴 후 창문을 닫았다. 30초, 아니 1분이 지났을까 타는 냄새가 차 안에서 났다. 오 마이 갓! 뒤를 돌아보니 불이 덜 꺼진 담배재가 자동차 뒷좌석 시트를 태우고 있었다. 빨리 가서 끄고 싶은데 여기는 고속도로라 차를 멈출 수가 없었다. 다음 휴게소에 가기 위해 차를 급하게 운전해서 도착했다. 내가 산 첫 자동차의 예쁜 회색 시트에 검지손가락만 한 검은 구멍이 생겼다. 너무 속상하고 화가 났다. 화가 나니까 담배를 피우고 싶어졌다.

휴게소 흡연구역에서 담배 한 대를 빼서 깊이 쭉 빨고는

'뭐 이런 일도 있을 수 있지.'

하고 쿨하게 넘어가려 했으나 내 가슴에도 구멍이 난 것 같았다.

COMMENT

차 안에서 담배를 피우는 것은 재난 사태와도 같습니다. 일단 운전 중에 담배를 물고 불을 붙이는 건 위험한 행동입니다. 담배꽁초를 밖에 버리지 않는 한 종이컵을 두던, 재떨이를 두던 해야 합니다. 그렇게 해도 차 안에 담배꽁초가 모이는 공간이 무조건 생기기 때문에 자동차는 지저분해집니다. 또한 창문을 열고 재를 털어도 담배재의 일부분이 차에 들어옵니다. 차에 밴 담배 냄새는 잘 빠지지가 않습니다. 제 아내는 연애 때부터 결혼하고 나서도 본인 차만 타고 제 차는 타지를 않았습니다. 저는 불가피하게 누가 옆자리에 타야 할 상황이면 자동차를 환기시키고 방향제 스프레이를 차에 뿌려야 했습니다. 금연을 못하고 흡연을 계속하더라도 차에서는 담배를 피지 않는 습관을 가져봅시다. 뒤에서 다시 이야기하겠지만 차에서 담배를 피지 않는 것이 레벨업 금연법의 레벨 1단계입니다.

05

　레지던트 1년차 때 호흡기 내과 파견을 처음 갔다. 중환자실에는 기관 삽관을 하고 기계로 인공호흡을 하며 자고 있던 환자들이 있었다. '잔다'라는 표현보다 의사가 재운다는 표현이 맞는 거 같다. (기계호흡을 온전히 하기 위해서 자발호흡을 억제하기 위해 약으로 일부로 환자를 재우는 경우가 있다)

　숨을 쉬기 힘들어하는 환자들은 폐암환자, 과거 결핵을 제대로 치료하지 못해 폐 손상을 심하게 받은 환자, 천식 악화환자, 만성폐쇄성 폐질환 환자가 대부분이었다. 이런 질환이 있는 환자들이 폐렴이나 기관지염, 감기 등에 걸리면 얼마 남지 않은 폐기능조차 악화되어 숨을 쉬기가 힘들어진다.

　어느 날 아침 회진을 도는데 아주 마른 한 아저씨가 침대에 앉아서 코에 산소투입 호스를 낀 채로 헉헉거리면서 숨을 쉬고 있었다. 만성폐쇄성 폐질환 환자인데 누워서 잘려고 하면 숨이 너무 차서 앉은 채로 밤을 샜다고 한다. 정말 끔찍했다. 숨이 잘 쉬어지지 않는 고통은 얼마나 괴롭고 힘들까? 나도 계속 담배를 피고 나이가 들면 저렇게 될 수도 있는 것 아닌가. 처음으로 언젠가 금연을 해야 되겠다는 생각이 들었다.

'지금은 전공의고 스트레스가 많으니까 일단 담배를 피우다가 전문의를 따고 나면 담배를 끊어야겠다.'

회진이 끝나고 흡연구역에서 담배를 피우려고 가고 있는데 오늘 아침 회진 때 본 숨차서 잠을 못 잤다던 아저씨가 담배를 피우고 있는 것이 아닌가. 이 상황에서도 담배를 피운다는 것이 비흡연자는 이해를 절대 못하겠지만 흡연자들은 이해가 가는 사람들이 많을 것이라고 생각한다. 서로가 불편할까봐 그 환자가 담배를 다 피우고 나온 다음에 흡연구역 박스에 들어갔다.

담배를 한 모금 피면서 생각했다.

'내가 만약 폐암에 걸렸다는 이야기를 들어도 담배를 끊을 수 있을까?'

자신이 없었다. 생각해보면 금연을 다짐하게 만들 만한 상황이 참 많았다. 그럼에도 불구하고 난 몸이 안 좋아질 때까지 금연을 하지 못했다. 금연 생각이 드는 계기가 있을 때 실패하더라도 한번 도전해보는 걸 추천한다. 내가 만약 이때 금연을 처음으로 도전했다면 금연을 성공한 시기가 훨씬 앞당겨졌을 것이라고 확신한다. 첫 금연 도전이 하루나 이틀밖에 못 참고 실패했더라도 말이다.

COMMENT

흡연자는 35세 이후 저선량흉부 CT촬영(HRCT)을 일 년에 한 번, 아무리 바쁘더라도 2년에 한 번은 촬영하기를 권합니다. 폐암을 미리 스크리닝할 수 있으며, 흡연자는 아마 초조하게 결과를 기다리게 될 것입니다. 결과가 나올 때까지 기다리는 초조한 마음은 금연 의지를 자극하게 됩니다. 흡연자는 40세 이후에는 폐기능 검사(PFT) 또한 매년 시행하는 것이 좋습니다. 만성폐쇄성 폐질환과 천식을 진단할 수 있는 방법들 중 하나입니다. 흡연자는 폐와 관련된 검사가 모두 정상이라면 보통 두 가지의 생각을 하게 됩니다.
첫 번째는 "폐가 아직 괜찮으니 담배를 계속 피워도 되겠다."
두 번째는 "폐가 아직 괜찮을 때 담배를 끊자."

만성폐쇄성 폐질환은 폐기능이 정상의 50% 이하로 떨어질 때까지 증상이 없습니다. 그리고 증상이 시작되면 치료효과도 낮고 비가역적인 손상이라 회복이 어렵습니다. 그래서 위에서 말한 저선량

CT와 폐기능 검사로 조기검진을 해야 합니다. 만약 만성폐쇄성 폐질환이 있는데 흡연을 계속한다면 그 사람은 인생의 말년에 숨이 차서 잠도 제대로 못 자고, 끝내는 중환자실에서 기계호흡을 해야 할지도 모릅니다.

담배를 피워도 90살까지 오래 건강하게 사는 사람들이 있다고 생각할 수도 있습니다. 그렇다면 당신은 흡연자들 10명 중 9명은 건강하게 지내고 1명이 만성폐쇄성 폐질환으로 고생하면서 말년을 보낸다면 그 10%의 확률에 모험을 굳이 하시겠습니까? 예를 들어 10잔의 컵 안에 9잔은 물이 들어 있고, 1잔에는 독약이 들어 있는 게임이 있다고 가정할 때 당신은 독약을 안 마시고 생존했다고 기뻐할 것이 아니라 그 게임 자체를 안 하면 되는 것입니다. 폐기능이 괜찮다고 담배를 계속 피우지 말고 금연합시다.

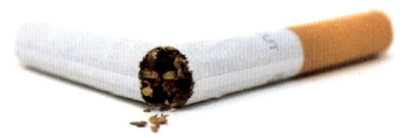

06

누구나 감기가 심하게 걸릴 때가 있다. 코감기의 코막힘을 넘어 부비동염으로 앞 광대까지 얼얼하고 막힌 느낌이 드는 경우도 있으며, 목감기가 심하게 걸려서 물을 마셔도 목이 아프고, 목이 좁아진양 숨쉴 때도 답답한 경우가 있다. 이 두 가지 증상이 동시에 있는 경우도 있다.

유행하는 독감에 걸린 경우도 있으며, 코로나에 걸리는 경우도 있다. 이처럼 우리가 호흡기계 질환에 걸리는 경우는 흔한데 이런 상황에서도 흡연자는 담배 피우기를 쉬지 않는다. 흡연자들은 모두 알겠지만 이때 피우는 담배는 맛이 없다. 잠시 한두 모금 피울 때는 마음이 편해지는 것 같다가 1~2분간 담배를 다 피우고 불을 끌 때쯤이 되면 목이 더 아프고 코가 더 막히고 두통이 있었다면 더 심해진다.

감기가 걸렸을 때 담배를 피우면서

"내가 이 맛없는 걸 왜 몸을 더 혹사하면서 피고 있지? 이 담배가 나에게 무슨 의미이길래 이렇게 몸이 아픈데도 밖에 나와서 담배를 피고 있지?"

한 번이라도 이런 생각을 가져본 적이 있다면 무의식적으로 당신은 금연에 대한 생각이 있는 사람이다. 감기가 다 나으면 다시 아무 생각 없이 담배를 피우겠지만 감기가 걸릴 때마다 이런 생각이 반복된다면 금연을 생각해보거나 '흡연량을 줄이면 좋겠다'라는 생각을 한 번쯤 가지게 될 것이다.

COMMENT

감기가 걸렸을 때 담배를 줄여보는 것은 좋은 시도입니다. 두 시간 만에 피우고 싶은 걸 조금 더 참아 세 시간 만에 피워보고, 세 시간 만에 피우고 싶은 걸 네 시간 만에 피워보고 이렇게 시간을 끌면서 담배를 참아봅시다. 물론 금연을 도전해보면 가장 좋습니다. 누구는 담배를 줄이는 것이 담배를 끊는 것보다 어렵다고 하지만 독약 같은 담배는 한 대라도 적게 피울 수 있다면 적게 피우는 것이 좋다고 생각합니다. 하루에 두 갑 피우는 사람보다 한 갑 피우는 사람이, 한 갑보다는 반 갑이, 반 갑보다는 5개비가 몸도 덜 힘들고 낫다고 생각합니다. 담배를 참는 연습을 하는 것은 성공적인 금연을 위해 꼭 필요한 훈련이라고 생각합니다.

07

2015년에 담뱃값이 80% 인상이 되었다. 대한금연학회지에 따르면 담뱃값이 인상된 첫해에는 19.7%가 금연을 하였으나 3년 뒤에는 금연 인구가 다시 꾸준히 감소하여 8.6%로 금연율이 떨어졌다. 하루 흡연량을 따지면 2014년 평균 하루 흡연량이 15.53개비, 2015년 담배가격이 80% 인상된 후 14.85개비로 일시적으로 줄었으나 2016년부터 다시 금연율이 감소하고 흡연량은 증가하여 2018년에는 15.95개비로 오히려 2014년보다 하루 흡연량이 상승했다고 한다. 실질적으로 담배가격이 처음으로 인상이 되었을 때는 금연율이 올라가나 사람들이 담배가격에 적응하면 다시 흡연량이 증가한다는 것을 보여준다.

2024년 4월에 영국에서는 2009년생부터 평생 궐련형 담배를 구매 못하게 한다는 법안이 통과되었다고 한다. 대신 액상형 전자담배는 판매가 가능하다고 한다. 영국은 액상형 전자담배를 금연의 보조제로 인정하고 있다. 액상형 전자담배를 피는 것을 스모킹이라 하지 않고 베이핑이라고 한다. 하지만 우리나라는 전자담배를 금연보조제로 인정하고 있지 않다. 이런 부분은 국가마다 담배에 대한 정책의 차이가 있음을 보여준다.

COMMENT

담뱃값이 8,000원으로 오르면 그때 끊어야지, 라는 말은 담배를 끊지 않겠다는 말과 같습니다. 담배를 끊겠다는 의지는 외부 환경의 변화보다 본인의 단호한 의지가 가장 중요합니다. 하루 한 갑을 평균적으로 흡연한다고 했을 때 일 년 기준 170만 원에서 200만 원이 담뱃값으로 절약이 됩니다. 담배를 한 갑씩, 한 보루씩 살 때는 체감하지 못하는 작은 돈일 수 있지만 내가 만약 금연하여 향후 30년을 담배를 피지 않는다고 생각했을 때 금액은 6,000만 원이라는 큰 금액입니다. 최근에는 금연 적금 또한 프로그램으로 잘 되어 있어 금연과 함께 해보는 것도 동기부여에 도움이 될 것 같습니다.

08

인턴과 레지던트를 마치고 전문의 시험이 끝났다. 공중보건의까지 마쳤으니 나의 흡연 기간은 벌써 14년이 되었다. 전문의 시험이 끝나고 원하는 직장을 구하는데 면접 때 당황스러운 질문을 받았다.

"혹시 담배 피우세요?"

"네."

"아~~ 근무 시간 중에만 안 피시면 돼요."

"네, 알겠습니다."

첫 출근날 알게 되었지만 일하게 된 곳이 점심 시간이 따로 없어서 외출을 할 수가 없었다. 근무 시간은 아침 10시 출근, 저녁 8시 퇴근 총 10시간 근무였는데 이 시간 동안 담배를 참아야 했던 것이다. 살면서 담배를 그리 오래 참아본 건 논산훈

런소에서 훈련받을 때를 제외하고 없었던 것 같다.

'과연 10시간을 참을 수 있을까?'

아침에 자고 일어나서 한 대를 피우고, 씻고 출근 준비를 마치고 한 대를 피우고, 출근해서 핸드크림을 바르고 옷에 방향제를 뿌린 후 근무 시작! 그리고 퇴근을 하고 나서 흡연을 하고 근무 중에는 담배를 피지 않았다. 담배를 근무 시간에 피우지 않으면서 세 가지를 깨달았던 것 같다.

첫 번째는 의외로 담배 참는 것이 어렵지가 않았다. 불가항력적으로 담배를 피울 수 없는 상황, 그리고 집중해서 일을 해야 하는 상황! 이 두 가지가 흡연 욕구 생각이 안 나게 만들었던 것 같다. 근무를 하면서 강한 흡연 욕구가 생기는 건 저녁 6시 정도였다. 8시간 동안을 참아서라기보다 이제 곧 두 시간 정도만 참으면 담배를 나가서 피울 수 있다는 생각이 사라졌던 흡연 욕구를 강하게 하였다.

식사하고 나서 그리고 대변을 보기 전 그 두 가지 상황에서는 꼭 담배가 필요했었다. 식사를 하고 나서 담배를 피우면 매우 맛있다는 생각과 담배를 피우고 대변을 봐야 대변이 잘 나오고 뱃속이 시원하게 비는 듯한 느낌이 있다는 착각이 항상 있었기 때문에 이 두 가지 상황에서는 항상 흡연을 했었다.

흡연이 불가능한 근무지에서 근무를 하면서 담배 없이도 밥을 먹을 수 있고, 화장실 가서 대변을 볼 수 있다는 것! 아무 문제 없이 두 가지 행위가 모두 가능하다는 것을 14년 만에 깨달았다.

두 번째는 10시간씩 담배를 안 피우고 있다가 피우게 되면 담배맛이 매우 자극적이라는 것이다. 머리는 빙빙 돌고 담배 맛은 진하게 느껴지면서 담배가 매우 맛있다는 착각에 빠지게 된다. 거기다가 하루의 고생스러운 일과를 마치고 나와서 피우는 담배 한 대는 하루 중 최고의 선물이라는 망상을 가지게 된다. 퇴근하고 남들 안 보이는 길거리 구석에서 담배를 피우면서 생각했다.

'아~ 이 좋은 걸 어떻게 끊나? 너무 맛있다.'

그런데 여기서 알아둬야 할 것은 맛있다고 생각한 담배는 10시간 동안 참았다가 피우는 딱 그 한 개비다. 그 다음 두 번째 담배부터는 평소보다 더 맛있거나 강하지 않다. 니코틴 공급이 긴 시간 중단되었다가 다시 채워진 그 순간만 특별히 좋을 뿐이다.

세 번째는 주말이 되면 예전과 똑같은 흡연 습관을 가지게 된다. 아침에 피우고 한 시간, 두 시간마다 그냥 계속 담배를 피우게 된다. 평일에 흡연량이 줄었다가 주말이면 왕창 늘어난다. 주말에 담배를 많이 피우다 보면 목도 아프고, 머리도 무겁고 해서 쉬어야 될 주말 컨디션이 담배 때문에 안 좋아진다. 이러다 보면 바보 같은 생각을 하게 된다.

'빨리 평일이 와서 출근하면 담배를 덜 피우고 머리도 맑고 목의 컨디션도 좋을 텐데…"

이성적이고 합리적인 내가 휴일에 이런 멍청한 생각을 하고 있는 것이다. 그냥 담배를 안 피우면 되는 것인데 담배를 덜 피우고 싶어 출근을 하고 싶다니! 니코틴 중독은 이처럼 담배에 관해서는 이상한 망상과 잘못된 생각을 가지게 한다.

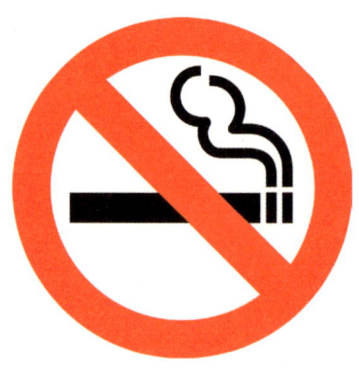

09

직장생활을 하면서 소개팅이나 선자리가 들어오기 시작했다. 상대방이 나에 대하여 물어보는 것 중에 흡연자인지, 비흡연자인지를 물어보는 사람이 많았고, 여성분들은 대부분 비흡연자를 선호했던 것 같다. 지금 생각하면 매우 당연한 생각이나 그 당시에는 못마땅하게 느껴졌었다. 열심히 인생을 살아왔는데 이 담배 하나 때문에 스스로 작아지는 느낌이 싫었다.

"담배 또한 커피 같은 기호식품인데 흡연자의 권리는 어디에서든 존중받을 수 없는 것인가!"

이런 생각을 했었던 것 같다.

2002년이 지나면서 식당이나 실내는 금연구역으로 점차 바뀌어갔으며, 텔레비전에서 더 이상 담배 피우는 모습을 볼 수 없었다. 2010년 이후로는 실내에서는 담배 피울 수 있는 곳이 거의 없어졌다. 또한 주변에서 흡연자를 보는 시선이 많이 나빠졌다는 걸 체감할 수 있었다. 길에서 담배를 피우는 것은 매너가 아니라는 인식이 퍼졌으며, 곳곳에 흡연부스가 세워져서 그 안에서 흡연을 하라는 압박감이 흡연자에게 주어졌다. 당당하게 야외서 담배 피우는 사람들도 구석으로 숨어서 담배를 피우기 시작했다. 이 시기에 같이 담배 피우는 친구들끼리 모이면 왜 담배로 세금은 많이 가져가면서 흡연자의 권리는 작아지는 거냐고 분통을 터트리기도 했었다.

2024년에 예능인의 담배 피우는 모습이 방송으로 나간 적이 있었는데 일산보건소에서 실내 흡연을 했다고 2024년 5월에 과태료를 부가하였다. 한때는 담배 피우는 것이 남자답고 멋있는 것이며, 인간관계에도 도움이 될 것이라고 생각한 적이 있었는데 시대가 변했다. 2020년 이후로 나는 담배 피운다는 것을 주변에 이야기하는 게 부끄러워지기 시작했다.

담배 냄새를 더욱 신경 쓰기 시작했다. 아침에 일어나서 담배를 피우고 샤워를 하고 담배를 핀 다음에 향기가 나는 스프레이를 옷에 뿌리고 핸드크림을 발랐다. 이렇게 하면 담배 냄새를 숨길 수 있을 거라 생각했다. 20년이 한참 지나고 담배를 끊고 나서야 이런 행동들이 담배 냄새를 지우는 데 큰 소용이 없다는 것을 깨달았다. 담배를 3일만 끊어도 흡연자가 스쳐 지나가던 엘리베이터를 타면 이 사람이 담배 피우는 사람임을 알 수 있었다. 그 정도로 담배 냄새는 비흡연자에게 강렬하다.

2015년에 집 근처에 액상담배를 파는 곳을 찾아갔다. 포도 맛이 나는 액상을 구입해서 전자담배를 펴봤다. 오묘한 맛이었다. 장단점이 확실했다. 장점은 냄새가 많이 나지 않았고 숨이 차거나 가래가 끓는 느낌은 훨씬 덜했다. 단점은 한 개비처럼 용량이 정해지지 않아서 피우다 보니 계속 멈추지 않고 피우게 된다. 그로 인해 두통이 생기고 목이 불편해졌다. 액상담배를 구매한 후 낮에는 액상담배를 피우고, 퇴근 후 저녁이나 밤에는 연초를 피웠다. 담배에 대해 이야기할 일이 있으면 하루에 연초 다섯 개비도 피지 않는다고 시덥지 않은 말을 자랑처럼 했다.

한두 달 정도 액상 전자담배를 폈었는데 피우다 보니까 자꾸 연초 생각이 나서 액상담배 피우고 연초를 다시 피우는 이상한 상황이 반복되었다. 결국 액상은 불편하다, 목이 더 아프다, 더 많이 피우게 된다 등등 이런저런 단점을 대며 연초로 돌아갔다.

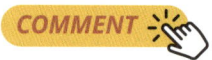

액상담배가 연초보다 덜 해롭냐에 대한 논의는 현재도 계속되고 있으며, 아직 명확한 답이 학문적으로 밝혀지지는 않은 것 같습니다. 영국 같은 경우는 금연을 못한다면 차라리 액상담배를 권고하고 있으나 대한민국의 보건복지부는 액상담배를 권고하고 있지는 않습니다.

단국대학교 가정의학과 금연클리닉 정유석 교수님의 의견은 연초를 아예 피지 않고 액상형 전자담배만 필 수 있다면 액상형 전자담배로 넘어가는 것이 낫다고 이야기하십니다. 저는 개인적으로 정유석 교수님의 생각에 동의합니다. 개인적인 경험으로 궐련형 전자담배(찐담배)는 6개월 정도 피워보았으나 연초에 비해 메리트가 없었던 반면, 액상형 담배는 이번 에피소드 이후 10년 뒤 금연 직전에 다시 피웠는데 10년 전보다 기계도 많이 발전했고, 연초에 비해 장점이 많았습니다. 액상형 전자담배의 장점은 숨이 덜 차고 가래가 적다는 점, 타르가 없다는 점, 가격이 저렴하다는 점, 냄새가 거의 안 난다는 점 등이 있습니다. 그러나 액상담배를 피우는 것은 금연이 아닙니다. 진정한 금연은 니코틴 중독으로의 해방이기 때문입니다.

10

결혼 날짜가 잡히고 결혼식 한 달 전부터 아내와 같이 살기로 했다. 어느 날 아내가 말했다.

"오빠, 담배 끊으라고는 말 안 할 테니까 집에서는 피우지 말자."

담배를 집 밖에서도 피우고 간간이 집 화장실에서도 담배를 피우고 있었다. 집 밖에서 담배를 피운다는 게 많이 귀찮고 불편할 줄 알았는데 생각보다 금방 적응했다.

이날 이후 가끔 우스꽝스러운 일이 발생했다. 화장실을 급하게 가야 할 정도로 배에 느낌이 오는데 나는 담배를 피우고 대변을 봐야 하기 때문에 엘리베이터를 타고 흡연할 수 있는 구역으로 뛰어가서 두세 모금이라도 피우고 다시 배를 움켜잡고 몸을 베베 꼬며 참고 화장실에 도착해서 급하게 대변을 보는 일이 발생했다. 아니 그냥 화장실에 가면 되는데 왜 흡연자들은 꼭 담배를 피우고 화장실을 가야 한다고 생각할까? 담배를 피우면 대변이 더 시원하게 나오는 것일까? 담배를 피우지 않으면 변비처럼 쉽게 보기가 힘든 것일까?

그렇지 않다. 낮에 담배 없이 근무하면서 화장실을 가도 전혀 문제가 없었다. 그냥 습관일 뿐이다. 이는 담배가 만들어내는 수많은 망상 중 하나일 뿐이다.

COMMENT

집에서 담배를 피운다는 것은 삶의 질을 떨어트리는 행위입니다. 앞에서도 이야기했지만 담배 냄새는 절대로 방향제나 향수로 감출 수 없습니다. 화장실에서의 흡연은 윗집에 담배 냄새가 나서 분쟁의 원인이 되기도 합니다. 이불, 옷, 쇼파를 비롯한 가구 모든 곳에서 담배 냄새가 날 수 있습니다.

흡연자는 담배 냄새를 잘 인지하지 못하나 비흡연자들은 담배에 쩔어 있는 냄새를 쉽게 알 수 있습니다. 심지어 집에서 담배를 피우지 않아도 흡연자의 방에서는 담배 냄새가 납니다. 또한 가족구성원에게도 담배 냄새 및 담배연기가 갈 수 있으므로 흡연자들은 흡연을 하더라도 절대 집 안에서 담배를 피우면 안 됩니다.

연혼식 당일이 되었다. 전날까지 청주에서 근무를 하고 결혼식은 차로 청주에서 네 시간 가까이 걸리는 양양에서 진행했기 때문에 잠을 거의 못 잤던 것 같다. 흡연자들은 몸과 정신이 피곤하면 흡연으로 자신을 각성시켜야 한다고 담배를 더 피우게 되는데 피우면 피울수록 몸은 더 힘들고 가슴도 답답하고 머리도 더 무거워진다. 담배를 피우면 피곤함이 사라진다는 생각은 흡연자들의 대표적인 망상이다. 니코틴이 대뇌에 도달하는 몇 초, 몇 분 동안 잠깐 각성되는 느낌을 받을 뿐 잠시만 시간이 지나 혈액 속에 니코틴이 머무르면 더 피곤해진다.

결혼식날에 대학교 때 같이 담배를 시작하고 6년을 함께 밥 먹고 공부하고 놀고 했던 친한 동기들을 오랜만에 만났다. 이

때 충격적인 이야기를 들었는데 함께 담배를 시작했던 대학 동기들이 담배를 끊었던 것이다. 그것도 최근에 금연한 것이 아니라 금연한 지 벌써 몇 년이나 지났다고 한다. 그 당시에는 대단하다, 부럽다는 느낌보다 이런 생각이 컸다.

'도대체 왜? 담배를 굳이 끊을 필요가 있나?'

이후에 결혼식에 온 선후배들과 연락을 하면서 알게 된 사실이 대학교 때 흡연하던 대부분의 선후배와 동기들이 이미 금연을 했다는 것이다. 대학 다닐 땐 남자들 중 반 이상이 흡연자였는데 주변에 나와 연락하는 의사들 중 담배 피우는 사람들은 거의 없었다. 연락하는 의사들 중 흡연하는 의사와 연락을 하면 반갑고 동질감이 들었다.

결혼식은 순식간에 지나가고 공항에 도착하였다. 흡연자들은 공항에서도 루틴이 있다. 일단 공항에 도착할 때까지 담배를 피우지 못했으므로 공항주차장에 주차를 하면 게이트 앞에 있는 흡연부스에서 참았던 담배를 피운다. 그리고 수속을 하고 나와서 담배를 다시 피우고, 입국 절차가 끝난 후에는 흡연장소가 어디인지부터 확인을 한다. 그리고 한 시간마다 동행자에게 짐을 잘 봐달라고 부탁하고 흡연장소까지 왔다 갔다 하면서 담배를 피운다. 라이터는 기내 휴대 1개가 가능한 경우가 많으므로 잃어버리지 않기 위해 신경 써서 챙긴다.

외국 공항에서도 내리자마자 흡연장소가 어딘지부터 확인한다. 두바이 공항에서 내가 담배를 피우러 간 사이 아내가 장난을 치려고 숨어버렸다. 담배 피우고 왔는데 아내도 없어지고 짐도 없어져서 그야말로 멘붕이었다. 결혼하고 처음으로 크게 싸운 부부싸움이어서 아직도 기억에 남는데 아내는 본인을 공항에 혼자 두고 자꾸 담배 피우러 가는 내가 얄미워서 장난친 것이었다.

COMMENT

금연을 다짐했을 때 먼저 금연에 성공한 사람에게 조언을 구하는 것은 좋은 방법입니다. 금연은 본인이 마음을 먹어야 하기 때문에 저는 금연을 먼저 권하지는 않지만 누가 질문을 하거나 도움을 요청하면 최대한 자세히 구체적으로 도움을 주려고 합니다. 금연 성공자는 금연과정을 견디며 금단증상을 극복하고 금연했다는 사실에 대하여 뿌듯해하며 자신감 및 자부심을 가지고 있으므로 금연에 관하여 물어보면 대부분 잘 가르쳐 주려고 합니다. 모든 금연 성공자들은 각자의 금연 노하우가 있으며, 그 방법은 매우 다양하므로 많은 사람들의 금연 성공 이야기를 듣는 것은 큰 도움이 됩니다.
실제로 저는 금연에 성공한 다양한 사람들과 대화하였으며, 금연책 또한 간접경험을 위하여 다양하게 봤습니다. 아무 지식 없이 정신력과 의지력 하나로 금연하는 것은 너무 힘든 일입니다. 금연에 관한 지식과 노하우를 쌓아가면서 금연에 도전하다 보면 금연 자체가 고통이 아니라 즐거운 일이 될 수 있으며, 성공 확률도 높아질 것입니다.

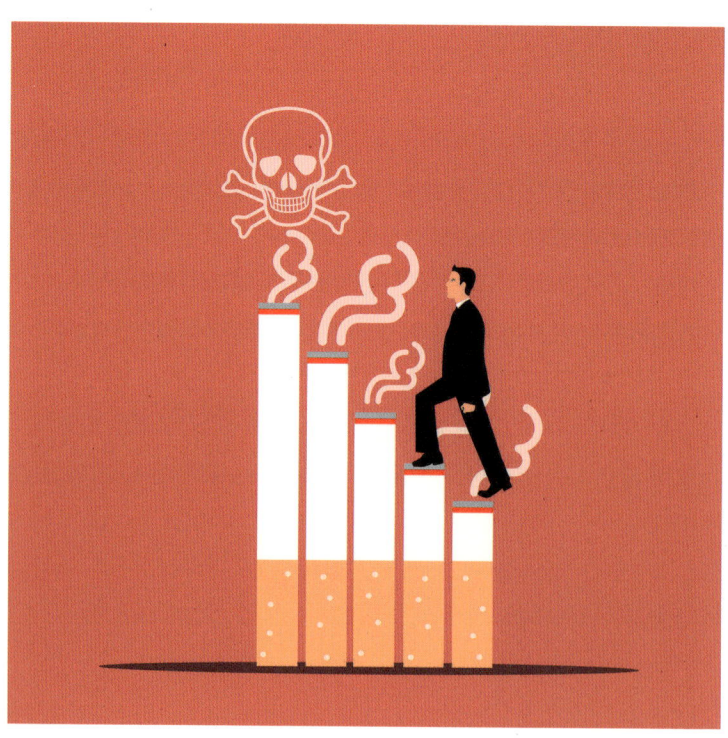

12

한국필립모리스에서 2017년에 궐련형 전자담배를 선보이고, 2018년에는 KT&G에서 궐련형 전자담배를 출시하였다. 처음 출시되었을 때는 흡연자들의 호응이 크지 않았으나 냄새가 덜 난다는 소문이 퍼지면서 2019년부터 궐련형 전자담배의 급격한 상승세로 한국 전체 담배시장의 10%를 차지하며, 2020년에는 30% 가까이 차지하게 된다. 시가부터 연초, 액상담배까지 두루 피워본 나는 출시 때부터 궐련형 전자담배를 유심히 관찰했었다. 광고도 보고 논문은 없나 찾아보기도 했었다.

궐련형 담배가 냄새가 덜 난다니 하루에 두 대 정도만 진료실 창문을 열고 구석방에서 피면 되지 않을까 하는 정신 나간 생각이 들었다. 앞에서도 이야기하고 뒤에서도 반복해서 이야기하겠지만 이성적인 사람도 담배에 관해서는 정상적인 판단이나 생각을 하지 못하는 경우가 빈번하며 비흡연자가 보기엔 말도 안 되는 논리로 스스로를 합리화하는 경우가 많다.

궐련형 전자담배를 구매해서 피우기 시작했다. 처음이라 신기했고, 이 정도 맛이면 연초 대신 피울 수 있을 것 같기도 했다. 여러 종류의 담배를 끼워서 맛을 봤지만 연초와 같은 타격감이 있지는 않았다. 낮에는 궐련형 전자담배를 피우고, 밤에는 연초를 피우는 이상한 흡연 습관이 생겼다.

머리카락이나 옷에 배는 냄새는 연초에 비해 덜 나는 것이 확실했다. 실내 공간에서의 냄새는 연초보다는 덜 나긴 하나 특유의 생선 썩은 냄새 같은 찐내는 발생했다. 비흡연자가 궐련형 전자담배를 피운 공간에 들어오면 이상한 냄새가 난다는 것을 인지할 수가 있었다.

담배를 꽂는 부위를 열심히 닦고 깨끗하게 피워도 두세 달이 지나면 맛이 변하고 안에 코일이 벗겨지는 증상이 있었다. 열심히 전자담배 기계를 청소해도 두세 달이 지나면 기계를 교체해야 했다. 목 아프고 가슴 답답한 증상 또한 큰 차이가 없었다. 5개월 정도를 궐련형 담배를 피우다 보니 궐련형 담배를 피울 때의 가슴 답답함과 목의 이물감이 연초보다 불편하게 느껴졌다. 다시 연초로 돌아갔다.

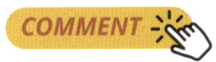

보통 전자담배 하면 한 가지를 생각하기 쉬운데 액상형 전자담배와 궐련형 전자담배를 구별하여 생각해야 합니다. 궐련형 전자담배는 담뱃잎을 가열해 니코틴 증기를 마시는 것을 말하며, 액상형 전자담배는 니코틴이 있는 액상을 가열하여 에어로졸 형태로 흡입하는 것을 말합니다. 궐련형 전자담배가 연초에 비하여 이득이 있는가는 아직 명백하게 밝혀져 있지 않아 이야기를 하는 것이 조심스러우며, 책에 쓴 내용은 의학적으로 입증된 것이 아닌 개인 경험에 의한 의견입니다.

한국에서도 궐련형 전자담배 사용량의 급격한 증가가 있기 때문에 활발한 연구와 논의가 필요할 것으로 생각됩니다. 일부의 흡연자들에서는 궐련형 전자담배를 피우면 연초를 피울 때보다 흡연량이 증가한다는 보고가 있었습니다. 또한 전체 흡연자 10명 중 4명은 현재 전자담배와 연초를 같이 피우는 것으로 밝혀졌습니다.

궐련형 전자담배는 담뱃잎을 가열해서 니코틴 증기를 마시는 것으로 연초와 똑같이 타르와 일산화탄소 성분이 있습니다. 현재 우리나라는 연초를 대체하는 궐련형이나 액상형 전자담배를 금연보조제로 인정하지는 않습니다.

2023년 10월 6일 '담배의 유해성 관리에 의한 법률'이 통과되면서 현재는 대표적인 유해물질 8종만 담뱃값에 표기되었으나 2025년 10월부터 연초담배를 비롯한 액상형, 궐련형 전자담배의 유해물질을 전부 공개하도록 되었습니다. 2025년 10월 이후부터 액상형과 궐련형 전자담배의 연구가 더욱 구체적이고 활발하게 이루어지길 기대합니다.

13

아이들은 1살 3살, 2살 4살, 3살 5살 두 살 터울로 자라났다. 흡연자는 특별한 일이 없는 한 빠르면 한 시간, 조금 참다가 피운다 하면 두 시간 정도에 담배 한 대는 피워야 한다.

주말에 아이랑 놀아주다가 나가서 담배를 피우고 와서 손을 씻고 다시 아이들과 놀아주곤 하였다. 어느덧 첫째인 딸이 커서 내가 집을 나설 때 "아빠 어디 가?" 하고 물어봤다. 그때마다 아내는 "아빠는 쓰레기 버리러 가서"라고 나 대신 대답했다. 아내는 "아빠는 담배 피우러 간다"라고 이야기하기 싫었고, 담배가 무엇인지 모르는 아이에게 담배라는 단어를 알게 하고 싶지 않았다고 했다. 둘째도 어느 날부터 말을 하기 시작했고, 딸과 아들은 나에게 말했다.

"아빠, 쓰레기 또 버리러 가?"

"아빠, 쓰레기 빨리 버리고 와서 또 놀아줘."

내가 담배를 피우러 갈 때마다 현관 앞까지 쪼르르 나와서 이야기했다. 담배 때문에 토끼 같은 자식들에게 계속 거짓말 하는 것이 마음이 불편했다. 이제 딸내미가 조금만 더 크면 담배가 뭔지 알아차리는 시기가 올 것이다.

내가 마흔 살이 되었을 때 아내가 물었다.

"여보, 결혼할 때 마흔 살 되면 금연한다고 했는데 왜 안 해?"

"아직 만 40세가 아니니까 내년에 금연해볼게."

나는 말도 안 되는 핑계를 대면서 넘어갔다.

아이들이랑 함께 여행을 가도 혼자서 몰래 담배를 피우러 가야 했고, 휴게소에 들려서도 아이들을 카시트에 다 태운 후에 혼자 다시 흡연구역으로 가서 담배를 피우고 돌아왔다. 아이들에게 담배 피우는 모습을 보여주고 싶지 않았다. 아이들의 "아빠, 어디 갔다 왔어?"라는 말에는 항상 거짓말로 이리저리 둘러댔다.

아이들이 더 크기 전에 담배를 빨리 끊어야겠다는 생각이 강하게 들었다. 아이들이 담배 피우는 아빠라고 인지하는 것이 싫었고, 더 커서 아빠한테서 담배 냄새가 난다는 이야기를 듣는 것이 두려웠다. 그리고 가장 두려웠던 건 딸과 아들이 커서 담배를 피우게 되는 건 아닐까 하는 걱정이었다. 그런데 이런 강력한 동기에도 금연은 생각만 강하게 들고 행동은 변화가 없었다.

"담배 끊어야 되는데 언제 끊지?"

COMMENT

질병관리본부의 조사에 따르면 부모 중 한 명이 흡연자일 때 자식이 흡연자일 확률은 17.8%로, 비흡연자의 자식이 흡연자일 확률이 4.3%인 것에 비하여 무려 4배가 높다고 합니다. 만약에 아버지도 흡연을 하고 나도 흡연을 한다면 내 자식은 담배를 안 피우도록 내 선에서 이 흡연의 고리를 끊어야 합니다. 내가 담배를 끊으면 자식이 담배를 피울 확률이 1/4로 줄 것입니다.

아직 발달이 다 이루어지지 않은 청소년 시기의 흡연 또한 부모가 흡연자면 확률이 크게 증가합니다. 확률의 문제를 떠나서 부모가 아이들에게 흡연하는 모습을 보여주는 것은 아이들이 나중에 흡연을 할 기회가 있을 때 흡연이 나쁜 행동이라는 것을 느끼지 못하게 합니다. 위의 에피소드와 같이 금연 생각이 강해지는 동기가 있다면 바로 금연에 도전해보도록 합시다. 금연의 가장 좋은 시기는 바로 지금입니다.

"내년 1월 1일부터 시작할까? 금연껌이랑 금연패치랑 금연약이랑 은단이랑 껌이랑 모든 걸 준비해서 셋팅하고 시작할까?"

이러한 마음으로는 금연을 시작할 수 없다는 것을 금연을 시도해 보거나 금연을 해보려고 하는 독자들은 잘 알고 있을 것입니다. 당장 금연하십시오. 실패해도 좋습니다. 5시간만 참아도, 8시간만 참아도, 12시간만 참고 다시 펴도 좋습니다. 지금 이 글을 읽고 밖으로 나가서 마지막 담배를 피우고 금연을 시작하십시오. 반복해서 이야기하지만 저는 이 책을 읽는 모든 분의 금연을 항상 응원하고 있습니다.

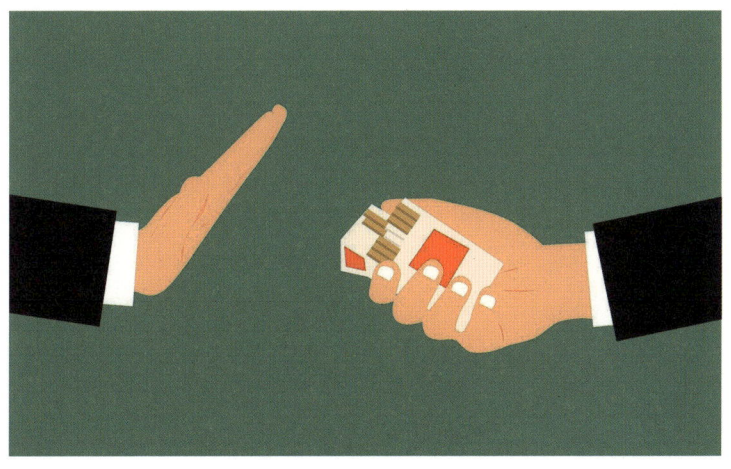

14

언제인지 정확하게 기억은 안 나지만 안 좋은 흡연 습관이 생겼다. 20년간 안 피우던 줄담배를 피기 시작한 것이다. 아침에 출근 전에 스타벅스에서 커피를 산 후에 두 대를 연속으로, 점심 시간에 두 대를 연속으로 피기 시작했다. 근무할 때 담배를 피우지 않으므로 오랜 시간을 참기 위해 두 대를 연속으로 피우면 더 담배 생각이 안 날 것이라고 생각했다. 얼마나 바보 같은 생각인가?

담배를 두 대 연속으로 피우는 것은 삼십 분이나 한 시간 간격으로 두 대를 피우는 것보다 훨씬 몸이 힘들다. 목은 더 긁는 느낌이 나고 아프며, 가슴은 더 답답해지고 가끔은 기침하다가 구토가 발생할 정도다. 담배를 참고 일한 지 3~4시간이 넘으면 담배를 피우고 싶은 강한 욕구가 생기고, 이로 인하여 퇴근 시간을 기다리게 되는데 줄담배를 피워서 몸을 힘들게 만들면 담배 생각이 덜 나기 때문에 줄담배를 피웠었다.

지금 생각해보면 그냥 안 피우고 참으면 되는데 왜 이런 말도 안 되는 이유로 줄담배를 피웠을까? 그 이유는 내가 니코틴 중독자였기 때문이다. 흡연자는 니코틴 중독자이며, 니코틴 중독자들은 스스로를 담배로 자학하기 때문이다. 스트레스받는다고 담배를 더 피우고, 극장에서 영화를 보기 전에 담배를 꼭 피워야 하고, 장거리 운전을 해야 해서 담배를 참아야 하니 출발 전에 줄담배를 피워야 한다.

비흡연자로는 이해가 안 가는 이상한 논리지만 흡연자는 담배를 피워야 할 이유를 만들어 스스로 합리화하고 흡연을 한다. 나는 실제 흡연량은 많지 않았지만 줄담배를 하는 습관이 생기면서 몸이 급격하게 안 좋아졌던 것 같다.

COMMENT

줄담배를 시작하면 흡연량이 급격히 증가하게 됩니다. 담배를 줄이는 것이 금연을 하는 것에 있어서 도움이 되지 않는다는 사람들도 있지만 저는 금연에 실패하더라도 어떻게든 담배양은 줄이면 줄일수록 좋다고 생각합니다. 독약을 두 스푼 먹는 것이 한 스푼 먹는 것보다는 더 해롭지 않겠습니까?

실제로 유준현 삼성서울병원 가정의학과 교수팀은 하루 30개비 이상 피우는 흡연자 그룹이 하루 10개비 미만으로 피우는 흡연자 그룹보다 대사증후군에 걸릴 확률이 2.68배 높았다고 합니다. 대사증후군의 요인별로는 중성지방 이상(2.38배)이 가장 높았으며, 그 뒤로 HDL 이상(1.9배), 혈당 이상(1.57배), 복부비만(1.47배) 순서였습니다. 대사증후군이 있으면 당뇨와 심혈관 질환에 걸릴 확률이 급격하게 증가하며, 이런 질환에 걸리면 사망률이 3~5배 증가하게 됩니다.

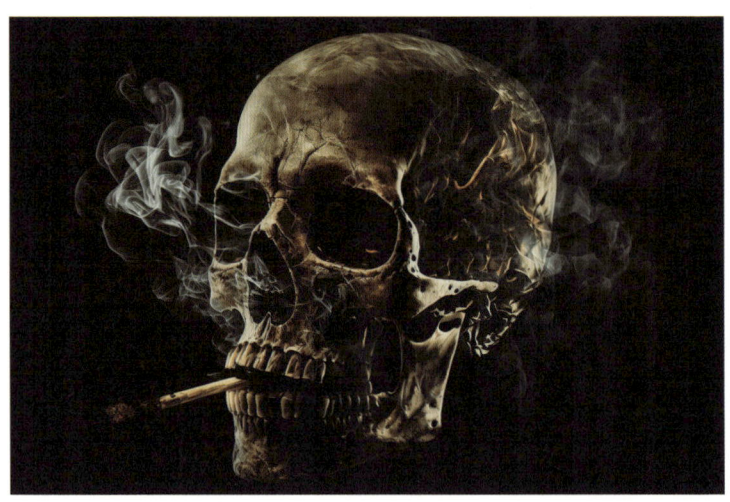

15

나는 41세가 되고 나서부터 감기에 걸리면 코와 코 옆의 부비동이 엄청 답답해졌다. 숨을 쉬기 불편할 정도로 무엇인가 꽉 찬 느낌! 그리고 1~2주가 지나서 코가 조금 편해지면 목이 불편해졌다. 이물질이 목에 걸려 있는 느낌! 가끔은 코와 목이 동시에 불편할 때도 있었다. 감기 기운은 심하지 않은데 목과 코의 이물감이 심했다. 가래를 뱉으려고 해도 나오지 않고 걸려 있는 느낌이었다. 후비루증후군과 가까운 증상 같았는데 이런 증상이 처음에는 반년에 한 번, 다음 해에는 3개월에 한 번씩 이런 식으로 간격이 줄어들었다. 이런 증상이 계속될 때마다 '내가 편하게 숨쉰 적은 언제였지?'라는 생각이 들었고 우울해졌다. 가끔 전날 밤까지 이런 답답한 증상이 있다가도 잠을 자고 나면 증상이 사라졌었는데 아침 첫 담배를 피자마자 증상이 재발했다.

"일어났을 때 숨쉬기 편했는데 이 아침 첫 담배를 피고 하루종일 답답해해야 한다니! 아침 첫 담배를 안 피워야 할 텐데…"

이런 생각이 금연을 다시 도전해야겠다는 다짐으로 번져나갔다. 금연을 시도해봐야겠다는 생각은 있었지만 막상 해보려니 자신이 없었다. 용기가 없었다. 일단 인터넷 금연카페에 가입해서 다른 사람들은 어떻게 금연하는지 글들을 읽어보았다. 많은 사람들이 단 하루도 흡연을 참을 수 없다면 챔픽스나 니코챔스 같은 바레니클린 성분인 금연약을 추천했다. 40대에 금연을 다시 도전했을 때는 졸음껌과 은단, 챔픽스, 니코틴껌, 아로마 파이프 이렇게 준비를 했다. 실패할 수도 있으니 민망하지 않게 아내에게는 비밀로 했다. 성공할 자신이 없었기에 아무에게도 이야기하지 않고 나 혼자만의 금연을 시도해보기로 하였다. (추후에 이런 마음가짐이 잘못되었다는 걸 알게 된다)

16

　평소처럼 출근 전에 줄담배 두 대, 점심 먹고 두 대 줄담배를 피운 후 서랍 속 깊숙이 담배와 라이터를 넣어놓고 '이제부터 금연 시작!'이라고 속으로 외쳤다. 핸드폰 어플에는 금연 시작부터 현재까지 시간이 얼마나 흘렀는지 확인할 수 있는 어플도 깔았다. 평소에도 점심 시간 후 퇴근할 때까지는 담배를 안 피우고 지냈는데 막상 금연한다고 하니 담배 생각이 일하는 중간중간 더 나는 것 같았다.
　퇴근 두 시간 전에 금연약을 한 알을 먹었다. 매일 퇴근하고 직장에서 2분 정도 떨어진 구석진 공터서 담배 한 대를 피우고, 차를 타고 저녁을 먹으러 가서 밥을 먹고 한 대를 피우고, 집에 들어가기 전에 한 대를 피우고 집으로 귀가하는 것이 일상이었는데 오늘은 퇴근하고 바로 주차장에 가서 차를 탔다. 담배를 너무 피우고 싶었지만 참았다. 그리고 식당으로 가서 밥을 먹었다. 밥 먹는 시간 동안은 담배 생각이 나지 않기 때문이다.

'이 식사가 끝나고 담배를 피우면 얼마나 맛있을까…'

식사를 하면서도 이런 생각이 계속 머릿속을 치고 들어왔다. 담배를 피우지 않은 지 대략 9시간이 지났다. 한 번만 더 참아보자 하고 가방에서 금연껌을 꺼내서 담배 피우는 대신 껌을 씹으면서 집으로 갔다. 집에 도착해서는 안절부절하고 초조함에 아무것도 할 수 없어서 누워서 유튜브와 미국 드라마를 봤다. 지금 생각해보면 그냥 하던 일을 하면 되는데 왜 초조해하고 아무것도 할 수 없었다고 생각했는지 내 자신이 한심스럽다.

아내가 물었다.

"자기야, 오늘은 밖에 안 나가? 현관문 소리가 안 나고 너무 좋다."

"몸이 안 좋아서 그냥 참는 거야. 곧 필 거야."

나는 자신 없이 대답했다.

담배를 안 핀 지 10시간이 넘어서 밤 10시 30분 정도가 되었다. 도저히 못 참겠다 싶어서 금연약을 하나 더 먹었다. 11시 정도가 되자 담배를 한 번에 5개비 이상 피운 것처럼 머리가 너무 무거웠다. 뇌로 들어가는 산소가 차단된 것 같았다.

'이렇게 괴롭고 힘들 바에야 차라리 담배를 피우는 것이 낫겠다.'

뛰어나가 편의점에서 담배를 사서 피웠다. 두 모금을 빨자 머리가 핑 돌았다.

'이 느낌이지! 이걸 어떻게 포기하고 사나? 많이 피지도 않잖아. 줄이면서 끊으면 되지.'

내 머릿속의 니코틴 수용체가 니코틴을 흡수하고 깔깔깔 웃고 있구나 하는 생각이 들었다. 다시 한 대를 또 피웠으나 두 번째 담배는 전혀 맛이 없고 난 왜 이러나 하는 후회만 들었다. 모든 흡연자들은 알겠지만 아주 오랫동안 쉬었다가 피우는 담배는 맛있다고 느끼지만 두 번째부터는 평소와 똑같다. 40대의 첫 금연 도전은 11시간 정도로 끝이 났고, 이후 평소의 흡연 습관대로 돌아갔다.

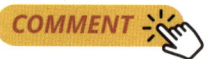

금연 시도는 많으면 많을수록 좋습니다. 실패를 하더라도 금연을 도전하는 기간 동안 흡연량은 줄 것이며, 금연 시도를 반복할수록 본인만의 금연 노하우 또한 생기게 됩니다. 초인적인 의지력과 정신력으로 단 한 번에 담배를 끊는 콜드터키법으로 금연에 성공한 분들을 보면 절로 존경스러운 마음이 듭니다. 그렇게 단번에 끊는 것이 어려운 사람들도 많습니다.

금연은 아주 어렵기도 하고 아주 쉽기도 합니다. 금연은 방법을 알면 쉬우나 모르면 계속 헤맬 수 있는 수학문제 같은 면이 있습니다. 그래서 저는 여러분께 담배를 쉽게 끊을 수 있는 방법을 이 책을 통해서 알려드리려고 합니다. 금연을 계속 시도하려면 스스로에게 실망해서는 안 됩니다. 저는 금연을 실패할 때마다 살면서 내가 의지력이 약하다는 생각을 해본 적이 없는데 왜 금연에 있어서만큼은 의지력이 약한가? 나는 중독에 취약한 인간인가? 하면서 스스로를 자책한 적이 많았습니다.

우리는 의지력이 약하지 않습니다. 담배 즉 니코틴 중독이 되면 담배에 관한 부분만 의지력이 약해집니다. 담배는 우리의 의지를 약화시키고 니코틴 수용체는 니코틴을 더 달라고 아우성치기 때문에 우리가 금연을 하지 못하는 것입니다. 이번에 실패하면 다음 주에 다시 도전해보자, 아니면 다음 달에 도전해보자 하고 가벼운 마음으로 금연을 계속 시도하십시오.

17

골프를 취미로 즐겨 치는데 멤버가 흡연자들이면 담배를 매우 자주 피우게 된다. 3홀에 한 번 정도로 피우는 사람도 있고, 어떤 사람은 한두 홀에 한 대씩 계속 피운다. 라운딩하는 5시간 동안 한 갑을 다 피우는 사람도 부지기수다. 오비라도 나거나 더블파를 하게 되면 흡연자들은 거의 대부분 담배를 피운다. 현재는 그런 문화가 사라졌지만 내가 처음 골프를 시작했던 15년 전만 해도 입에 담배를 문 채로 스윙을 하고 퍼팅을 하던 시기도 있었다.

골프 라운딩을 하다가 담배를 자주 피우면 머리가 아프고 숨이 차고 가슴이 답답했다. 이 증상은 축구, 야구, 테니스, 스키와 다른 운동을 할 때도 마찬가지다. 금연하기 1~2년 전부터 흡연을 하면 숨이 차기 시작했는데 라운딩을 하다가 문득 이런 생각이 들었다.

'이렇게 나무가 많은 곳에 와서 이 맑은 공기를 담배연기 없이 오롯이 느끼면 얼마나 좋을까?'

이런 생각을 젊을 때는 골프를 치면서 한 번도 한 적이 없는데 몸이 안 좋아지긴 했구나 싶었다. 라운딩을 갈 때마다 담배를 줄여보기로 했다. 처음에는 3홀마다 피는 걸 6홀에 한 번 피웠다. 비흡연자들과 라운딩을 할 때는 아예 피우지 않다가 9홀이 끝나고 쉴 때 흡연하는 곳으로 가서만 한 대 피우고, 18홀이 끝나고 피우기로 했다.

비흡연자들이 골프 코스에서 담배연기를 맡는 것은 유쾌한 일은 아니라고 생각했다. 피우고 싶은 욕구와 참아야 하는 욕구가 갈등할 때면 어김없이 피우고 싶은 욕구가 이겨서 담배를 피우긴 했지만 그래도 운동 중에 담배를 덜 피워야 된다는 생각은 라운딩 동안 담배양을 줄이게 만들었고, 이로 인하여 두통이나 헛구역질, 헛기침, 가슴 답답한 증상이 운동하는 동안 줄어들었다.

이전에는 항상 라운딩이 끝나면 담배에 몸이 찌들어서 유쾌한 느낌보다 피곤한 느낌과 가슴 답답함이 있었는데 담배를 줄이니 운동하는 시간이 더 즐겁고 상쾌한 기분이 들었다. 담배를 안 피우면 좋을 것 같은데 한 번 더 금연에 도전해볼까 하는 생각이 운동할 때마다 들었다. 자신은 없었다. 그래도 이런 긍정적인 경험치가 쌓이니 이런 생각이 확고해졌다.

'담배를 아예 끊지는 못해도 운동할 때만큼은 담배를 줄여 보자.'

이번 추석 연휴에는 필리핀에 계시는 부모님 댁에 친한 동생 두 명과 골프를 치러 가기로 했다. 8년 만의 해외여행이었다. 출국 날짜가 한 달 앞으로 다가왔다. 여행을 한 달 남겨놓고 숨이 차기 시작했다. 감기 증상이 심하지는 않은 것 같은데 아침에 담배를 피우면 숨이 편해지기까지 2~3시간은 지나야 했다. 점심 담배를 두 대 피우면 저녁까지 숨이 차는 날도 있었다. 불안했다. 여행을 망칠 것 같은 생각이 들었다. 아침 담배와 점심 담배를 줄담배를 하지 않고 한 대로 줄이기로 했다. 여행 출발 5일 전쯤 숨쉬는 게 다시 평소처럼 편해졌다. 편하게 숨이 쉬어지고 잔기침과 가래가 없는 날이 언제인지 기억이 가물가물했다.

아내에게 처음으로 담배를 줄여야겠다고 이야기했다. 필리핀에 갈 때 담배 한 갑만 가져가서 한 갑으로 4박 5일을 버티다 오겠다고 했다. 필리핀 부모님 댁에 도착해서 맥주 마시고 골프 치면서 1박 2일 만에 한 갑을 다 피웠다. 그래서 동생들이랑 아버지에게 담배를 빌려 피웠다. 내가 피우던 담배가 아니라서 맛이 없었다. 공항에서 내가 피우는 담배를 한 보루 사올 걸 하고 후회하며 이런 생각을 했다.

'내가 그럼 그렇지! 담배는 항상 넉넉하게 가지고 다녀야 해.'

COMMENT

운동하는 시간 동안은 담배를 피우지 않는 것이 좋습니다. 운동하는 동안 담배를 피우지 않는 건 레벨업 금연법의 1단계입니다. 유산소 운동이건, 무산소 운동이건 운동하는 시간 동안 담배를 피우지 않는 것은 운동의 효율을 늘려주며, 폐활량을 늘려줄 뿐만 아니라 숨쉬는 것을 편안하게 해줍니다. 또한 운동은 흡연 욕구를 사라지게 하는 효과가 있습니다. 추후에 더 이야기를 하겠지만 달리기와 금연이 뗄 수 없는 관계인 이유입니다.

저도 흡연자일 때 테니스는 한 세트 끝날 때마다 흡연을 해야 했고, 축구를 할 때도 전반전이 끝나면 흡연을 해야 했고, 골프도 3홀이 지나면 담배를 피워야 했습니다. 필라테스나 요가를 할 때도 숨을 깊게 들이마시고 길게 뱉는 동작들이 많은데 운동 전후에 흡연을 바로 하고 난 후라면 숨쉬는 것이 불편할 수도 있습니다. 운동하는 도중이나 운동 직후에 하는 흡연은 운동 능력을 떨어트립니다.

18

운동과 담배 이야기가 나와서 알고 있는 재미난 에피소드를 하나 이야기하면 유명한 축구선수 중에 흡연자들이 있다. 2023년에도 스누스라는 입담배를 EPL 프리미어리그 선수들이 휴식 시간이나 전반전 끝나고 하는 모습이 발각되어서 비난을 산 적이 있다. 흡연자 중에 유명한 축구선수만 이야기해 보겠다.

A. 지네딘 지단

프랑스 축구의 전설이자 아트 사커의 지휘자였던 지단은 2006년 월드컵 기간 중에 흡연하는 모습이 카메라에 찍혀 프랑스 국민들의 공분을 샀다. 그러나 프랑스는 결승전까지 갔었고, 이탈리아와 승부차기 끝에 이탈리아가 우승하였다. 지네딘 지단은 은퇴 후에 하루에 반 갑 정도 피는 애연가였다고 고백했다.

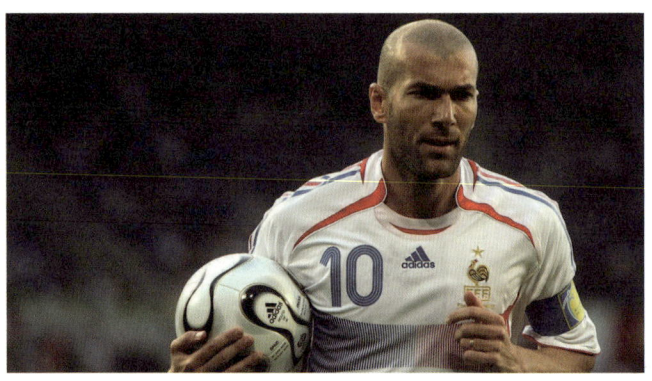

B. 요한 크루이프

토탈 사커의 창시자이며 바르셀로나 FC의 유스 시스템 '라 마시아'를 만든 사람이다. 리오넬 메시, 사비, 이니에스타, 부스케츠가 라마시아 출신이다. 요한 크루이프는 훈련에 게으른 것으로도 유명했으며, 하루에 한 갑 이상 피는 헤비 스모커였다. 은퇴 후에 심장 수술을 받았으며, 67세에 폐암을 진단받아 1년의 투병 끝에 사망하였다.

C. 웨인 루니

2010년 프리 시즌에 흡연한 사진이 찍혔다. 화가 난 맨체스터 유나이티드 퍼거슨 감독은 프리 시즌 투어에 루니를 뺐다. 영국 언론은 이른 나이에 전성기의 기량이 쇠락한 원인에 흡연이 영향을 미치지 않았나 하는 추정을 하기도 한다.

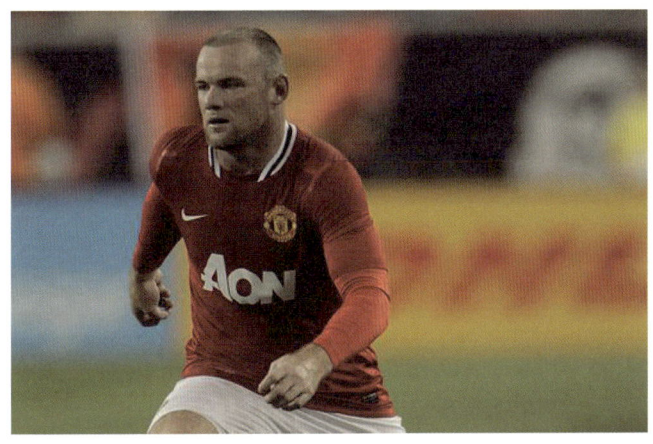

이 외에도 첼시의 애슐리 콜이나 파파라치에게 흡연 장면이 계속 걸려도 흡연을 부인한 아스날의 메수트 외질, 멋있어 보이려고 담배 피우는 척만 했다는 토트넘, 맨유 출신의 디미타르 베르바토프가 있다.

19

어느 날 오전 근무를 하다가 심하게 스트레스받는 일이 생겼다. 점심을 먹고 내려가서 담배를 피우는데 아무 생각 없이 담배를 피웠더니 연속으로 두 대를 피운지, 세 대를 피운지 기억이 안 났다. 기분도 안 좋은 상황이고 스트레스도 많이 받는 상황이라 한 대를 더 피웠는데 피다 보니 목도 너무 아프고 맛도 이상하고 세 대째 피우는 것 같았다.

연속으로 담배를 세 대를 피운 후에 갑자기 숨이 안 쉬어졌다. 겨우 숨을 쉬려고 하는데 숨이 너무 찼다. 오후 근무를 평소처럼 마스크를 쓰고 하는데 마스크가 답답하게 느껴졌고 숨이 계속 찼다. 이마와 등에서 식은땀이 계속 났다. 원내에 있는 산소포화도 기계에서 산소 수치를 체크했는데 산소포화도는 99%였다. 저녁까지도 숨이 찼다.

퇴근 후 대학동아리 후배와 저녁을 먹고 스크린 골프를 치기로 했다. 저녁을 먹고 이렇게 숨이 찬 상황인데도 식사 후 담배를 또 피웠다. 조금 나아진 듯했던 숨쉬기가 다시 안 좋아져서 숨이 찼다. 스크린 골프장에서 채를 휘두르기도 힘들 지경이었다. 스크린 골프를 대충 치고 집에 와서 누웠는데도 숨이 계속 차서 숨을 크게 크게 쉬어야 했다. 몸에 큰 이상이 생긴 것이 분명하다고 생각했다. 폐기종? 천식? 폐암? 무서운 생각이 몰려왔다. 이대로면 몇 년 못 살고 일 년 내로 병원 신세를 질 것 같은 생각이 들었다. 숨쉬기 힘든 것이 이렇게 괴로운 것인지 몰랐다. 아이들이 아직 초등학교도 입학을 못했는데, 아직 개원 빚도 하나도 못 갚았는데 내가 쓰러지면 어떻게 하나 눈앞이 캄캄했다. 숨을 헉헉거리다가 잠들었다.

다음날 아침이 되자 조금은 나아진 것 같았다. 출근 전에 아침 담배를 피우던 곳으로 가서 담배에 불을 붙였다. 한 모금을 피우고 마음속으로 혼자 이야기했다.

'이게 그렇게 좋니? 한 대 피우니까 너무 기분이 좋고 그래? 이 1분 정도의 쾌감을 위해서 평생 불안하게 살 거야? 어제 죽을 사람처럼 애들 생각하고 인생 끝날 것처럼 고민하더니 오늘 담배를 또 피워? 진짜 너무하다.'

아침 담배를 피우면서 스스로 가슴에 생채기가 날 정도로 내 자신을 비난했다. 담배가 꼴도 보기 싫었다. 담배를 진짜 끊을 때가 됐다고 생각했다.

점심을 먹고 마지막 담배를 한 대 피우고 약국에서 처방전으로 니코챔스를 구입했다. 금연껌은 최근에 가격이 오르고 난 후 품절로 구하기 힘들었다. 숨이 심하게 차는 증상 때문에 다음 주 화요일 종합병원을 예약했다.

'이번에야말로 꼴 보기 싫은 이 담배, 내가 무조건 끊는다!'

죽자사자 담배를 끊어보겠다고 강하게 다짐했다. 훗날 모든 검사를 다 받은 후 전날 있었던 증상은 공황발작이었다는 것을 알게 된다.

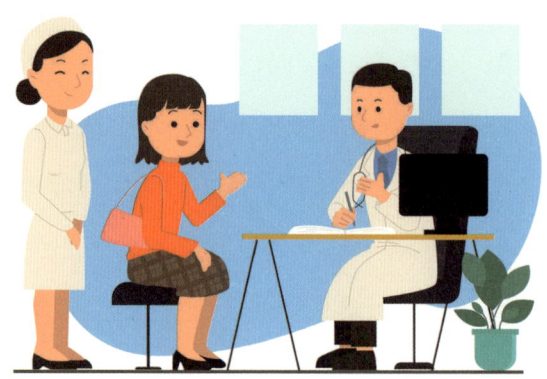

금연 도전 첫째 날

　지금까지 금연을 시도해보았지만 담배를 24시간 참아본 적이 없으므로 이번 금연 시도의 목표는 24시간 금연이었다.
　'난 영원히 담배를 안 피울 거야. 완전히 담배를 끊어버릴 거야.'
　이런 각오는 솔직히 자신이 없었다. 딱 24시간만 일단 참아보자라고 생각을 했다. 그리고 처음으로 아내에게 금연하겠다고 이야기했다. 내가 실패하더라도 너무 실망하지 말라고 했다. 아내는 내가 다시 담배를 피운다고 해도 절대 비난하지 않는다고 했다. 금연을 시도하는 것만으로 고맙다고 했다.
　점심에 마지막 담배를 피우고 저녁 퇴근 때까지는 일만 하면 되니까 8시간까지 금연은 문제가 없다. 퇴근하고 안 피우고 저녁 먹고 안 피우고 자기 전까지만 참고 일단 잠을 자면 또 12시간이 지나간다. 그리고 아침 첫 담배를 참고 출근해서 일하면 다음날 점심 시간 낮 12시까지 24시간이 되는 것이다. 이렇게 생각하니 할 수 있을 것 같았다. 금연 어플을 깔고 금연 시간을 체크하면서 도전해보기로 했다.

'담배 끊는 거 어렵지 않아. 그냥 아무것도 안 하면 돼. 담배 피우는 곳에 가서 담배를 꺼내서 불을 붙이고 입에 대는 이 행위만 하지 않으면 된다.'

이렇게 다짐했다. 오늘은 금요일이라 밤 9시 퇴근이었는데 저녁 7시부터 흡연 욕구가 올라왔다. 이제 담배를 안 피운다고 생각하니 흡연 욕구가 더 강해졌다.

하루 일과가 끝나면 항상 담배 피우러 가는 공터가 있었는데 오늘은 퇴근 후에 바로 지하주차장으로 가서 차를 타고 저녁을 먹으러 갔다. 항상 밥 먹기 전에도, 밥 먹고 나서도 흡연을 했었는데 참으려고 하니 괴로웠다. 머뭇머뭇하면 못 참고 담배를 피울 것 같아서 밥을 먹고 차를 바로 타고 집으로 갔다. 너무 배가 부르면 흡연 욕구가 더 올라올 것 같아서 평소보다 조금 적게 식사를 했다.

아내랑 이야기를 하다 보니 시간이 잘 흘러갔다. 지난번에 40살 이후 첫 금연 도전을 하다가 실패했던 시간인 10시 30분이 다가왔다. 금연한 지 10시간이 넘어가자 거실을 왔다 갔다 하며 중요한 것을 잃어버려 어쩔 줄 모르는 사람처럼 가만히 있지를 못했다. 도저히 불안해서 안 되겠다 싶어 산책을 하기 위해 나왔다. 숨을 크게 들이마시고 내쉬어 보는데 목에 걸리는 느낌이 없고, 기침이 나지 않았다. 담배를 끊고 한 10년은 지나야 몸이 좋아질 줄 알았는데 금연 후 10시간만 지났는데도 숨쉬기가 편해졌다. 처음에는 천천히 걷다가 뛰기 시작했다. 500m 정도를 뛰었다. 최근 몇 년 사이에 500미터나 뛴 적이 있는지 기억이 나지 않았다. 맑은 공기가 폐속 깊은 폐포까지 들어오는 듯한 기분이 들었다. 상쾌했다. 집에 들어와서 얼음물을 먹고 양치를 하고 샤워를 하고 누웠다. 또 방에 누워서 가만히 있으니 담배 생각이 났다.

'오늘만큼은 절대 피우지 않겠다!'

자버리면 담배를 못 피우고 담배 생각이 나지 않으니까 빨리 졸렸으면 좋겠다고 생각했다. 평소에는 누워서 유튜브를 보거나 웹툰을 간간이 보기도 했는데 오늘은 책을 읽었다. 책을 읽다 보니 다행히 평소보다 이른 시간에 졸렸다. 새벽에 잠에서 한 번 깼는데 이때도 보통 나가서 담배를 한 대 피우고 왔었는데 이날은 참았다. 일어나서 물을 먹거나 움직이면 너무 피우고 싶을까봐 누워서 잠에서 깬 채로 눈만 깜빡깜빡하고 움직이지 않았다. 나도 모르게 다시 잠들었던 것 같다.

금연 도전 둘째 날

눈뜨자마자 너무 담배가 피우고 싶었다. 아침 첫 담배를 참는 것은 흡연자들에게는 상당히 힘든 일이다. 이미 자면서 6시간 이상 담배를 피우지 않았기 때문이다.

얼음물을 마시고 양치를 했다. 오늘은 담배를 피우기 위해 아파트 1층에서 내리지 않고 지하주차장으로 갔다. 그리고 운전 후 병원 지하주차장에 주차를 한 다음 바로 진료실로 직행했다. 담배를 피웠던 장소를 무조건 피해야 한다고 생각했다. 둥글레차 티백을 얼음물에 넣은 후 자주 마셨다. 근무 시작 15분이나 남았는데 한 시간처럼 길게 느껴졌다.

빨리 일을 시작해야 일하는 동안 담배 생각이 안 날 텐데 하는 생각이 들었다. 다행히 오늘은 평소보다 더 바쁜 날이었다. 열심히 일을 하다 보니 낮 12시가 지나갔다. 처음으로 24시간 금연에 성공한 것이다. 평생 금연을 큰 전쟁이라고 가정하면 하루 24시간 금연이라는 작은 전투를 승리한 것이다. 작은 뿌듯함이 가슴속에 차올랐다. 오늘은 토요일이므로 오후 4시 퇴근할 때까지는 담배를 필 수가 없다. 최소 28시간 금연에 성공한 것이다. 그런데 열심히 일하고 퇴근해서 담배를 피우는 것이 하나의 즐거움이었는데 일이 끝나고 담배를 피울 수 없다니 기분이 다운되었다. 나에 대한 보상이 없는 것 같은 기분이 들었지만 한편으로는 퇴근 후에 더 참을 수 있을 것 같은 생각이 들었다.

퇴근 후 담배를 안 피우고 바로 집으로 갔다. 아이들과 아내를 보면 조금 더 담배를 안 피울 수 있을 것 같았다. 집으로 가서 금연 29시간이 넘었다고 하니 아내가 너무 좋아했다.

"다시 피울 수도 있으니 너무 기대하지 마. 지금 참기가 힘들어."

"다시 피워도 괜찮아. 하루 금연해본 걸로 좋은 경험이 된 거야. 고생 많았어."

저녁을 먹으려고 하는데 갑자기 술이 엄청 먹고 싶어졌다. 나는 평소 한 달에 2~3번 정도 술을 먹을까 말까 하고, 음주할 때도 소주 반병 이상은 거의 먹지를 않았다. 뇌가 담배로는 도파민을 얻지 못하니 술로 인한 도파민 분비를 원하는 것인지 알 수 없었지만 술이 너무 마시고 싶어졌다.

편의점으로 술을 사러 가면 담배를 같이 살 것 같았다. 냉장고를 보니 먹다가 남긴 소주 1/3병가량이 남아 있었다. 밥을 안주 삼아 반주를 했더니 담배가 너무 피고 싶어졌다. 식사와 술을 하고 흡연를 참아야 하다니! 금연을 시작하고 나니 모든 상황들이 만만치가 않았다.

얼음물을 마시고 양치질을 한 뒤에 아파트를 나와서 뛰기 시작했다. 뛰기 시작하면 담배 생각이 사라지는 것 같았다. 집으로 돌아와서 씻고 거실 쇼파에 가만히 앉아 있으니 또 담배 생각이 마구 났다. 티비에서 즐겨봤던 예능프로도 재미가 없었다. 모든 일이 하기가 싫었다. 무기력증이나 우울증에 걸린 상태 같았다. 아이들과 놀아주면서 저녁 시간을 보냈으나 즐겁지가 않았다.

하루종일 같이 있던 아내가 물었다.

"오빠, 오늘 왜 이렇게 멍을 자주 때려? 눈에 초점이 없어."

'잠을 자면 또 6시간 금연 시간이 늘어나니까 일단 오늘 일찍 자보자.'

언제 선물 받은 지 기억도 안 나는 오래된 위스키를 꺼내서 따르고 컵을 들고 방으로 왔다. 평소에 새벽 한 시에 취침했었는데 밤 11시도 안 된 시간에 불을 끄고 스탠드를 켜고 금연책들을 읽었다. 다른 사람들의 금연 이야기를 보니 나만 이렇게 괴로운 것이 아니구나 하고 위로도 되고 재미있었다. 이번 금연을 도전하면서 2주 전부터 금연책들을 읽기 시작했는데 국내에서는 2017년 이후로 금연책이 발매된 적이 없었다.

'혹시 담배를 진짜 끊게 되면 나도 책을 써볼까?'

오늘도 담배 없이 하루가 지나갔다.

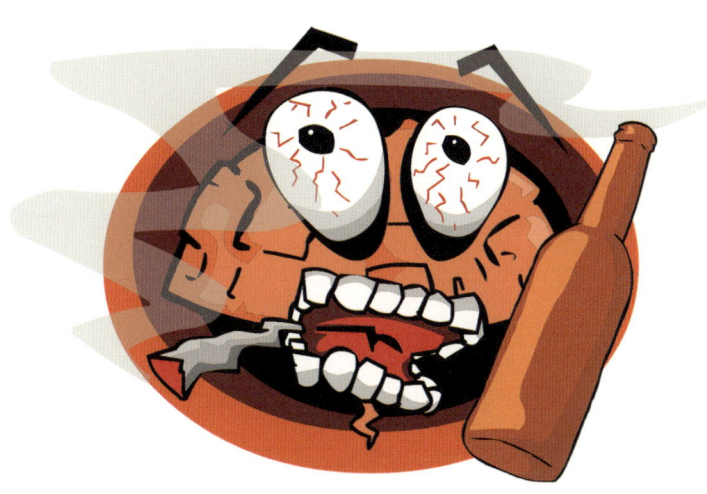

금연 도전 셋째 날

지나간 하루 전체가 명확하게 기억이 나는 날은 살면서 많지 않은데 이날 하루의 기억들과 감정들은 아직까지 영화의 한 장면처럼 생생하게 기억이 난다.

어제 잠을 일찍 자서 그런가 7시 정도에 일어났다. 이불 밖으로 바로 나오지 못하고 담배를 피울까 말까 침대 안에서 30분 정도 고민했던 것 같다. 양치질을 하고 나와서 얼음물을 먹고 인터넷 금연까페에 접속해서 거기 적힌 글들을 30분 정도 읽고 식탁에 앉아서 금연책을 읽었다. 옆에서 니코틴 수용체가 만들어낸 악마가 자꾸 속삭였다.

"참을 만큼 참았잖아? 이 정도면 충분해. 나가서 시원하게 한 대 피우고 와."

집에만 있으니 담배 생각이 자꾸 나서 운동을 하려고 밖으로 나갔다. 열한 시에 골프연습장에 가서 골프를 치고 돌아오는 길에 석갈비를 사와서 아이들과 함께 점심을 먹었다. 아무런 일도 일어나지 않았는데 안 좋은 일이 생길 것만 같은 불안한 마음이 계속되었다. 생전 처음 겪어보는 이상한 감정이었다. 차라리 근무를 하고 있었으면 바쁜 일과 속에서 더 잘 견딜 수 있었을 텐데 아무것도 하지 않는 주말 일요일이니 더 흡연 욕구를 참기 힘들었다.

'내가 담배 없이 평생 행복할 수 있을까? 이렇게 하루종일 기분이 다운되고 즐거움이 없는데 담배를 끊는 것이 의미가 있을까?'

'담배 피우는 사람이 부럽다. 내가 왜 금연을 해서 이렇게 마음이 괴로워야 되나? 지금 밥을 먹고 담배를 피우는 사람은 행복할 텐데…'

이런 말도 안 되는 망상들이 계속 머릿속으로 들어왔다. 오후 두 시가 넘어가자 내 마음은 이미 니코틴에게 굴복한 상태였다. 금연 50시간째였다. 이제부터는 어떤 핑계를 대서 담배를 피울까만 궁리하고 있었다. 언제 다시 피울까? 의미 없는 시간 끌기로 금연 시간을 늘려가고 있을 뿐이었다.

아내에게 도저히 못 참겠다고 오늘 다시 피울 것이라고 이야기했다. 저녁을 먹고 옷장에 숨겨두었던 담배를 가지고 밖으로 나왔다. 그리고 담배를 피웠다. 59시간 동안의 금연이었다. 이번에는 예전의 금연 시도 후 실패할 때처럼 '이 좋은 걸 어떻게 끊어?'라는 마음이 아니라 '왜 더 참지 못하고 피웠을까?'라는 생각이 들었다.

마음이 심란해져서 30분 정도를 더 걸어 다니다가 두 번째 담배를 피웠다. 역시 두 번째 피우는 담배는 맛이 없었다. 집에 돌아오니 아내가 지금까지 참은 것만으로도 충분히 잘했다고 했다. 딸과 아들이 아빠 쓰레기 버리고 왔냐고 물어봤다. 아이들에게 아내와 내가 거짓말을 하는 것이 죄책감이 들었다. 가슴속에서 울컥한 것이 올라왔다. 이렇게 이번 금연 시도는 실패했다.

COMMENT

> 72시간이 골든타임입니다. 72시간 동안은 죽자사자 참아야 합니다. 니코틴이 몸에서 제거되는 데 걸리는 시간이 72시간이며, 니코틴 수용체가 사라지는 시기는 3주 후입니다. 처음 금연을 시도한 시간부터 72시간까지는 온갖 비이성적인 생각들과 담배를 피우고 싶은 욕구가 쉴 새 없이 우리 마음을 공격해옵니다. 24시간을 참으면 금연의 반은 성공한 것이고, 72시간을 참는다면 그 사람은 언제든 금연을 성공할 수 있는 사람이라고 생각합니다.

금연을 시작하고 72시간 내에 드는 우울감, 의지박약, 불면증, 강한 흡연 욕구는 그 당시에는 평생 계속 갈 것 같지만 의외로 일주일 내에 빠르게 사라지며 일상은 금방 돌아옵니다. 금연을 향한 마음가짐과 태도에 대하여 이 책을 읽고 따라 한다면 더욱 쉬울 것입니다. 더 나아가 금연하는 시간이 길면 길어질수록 자신감은 충만해지며, 몸과 마음의 피로감은 흡연 시기보다 훨씬 떨어져 젊고 건강한 일상을 지낼 수 있습니다.

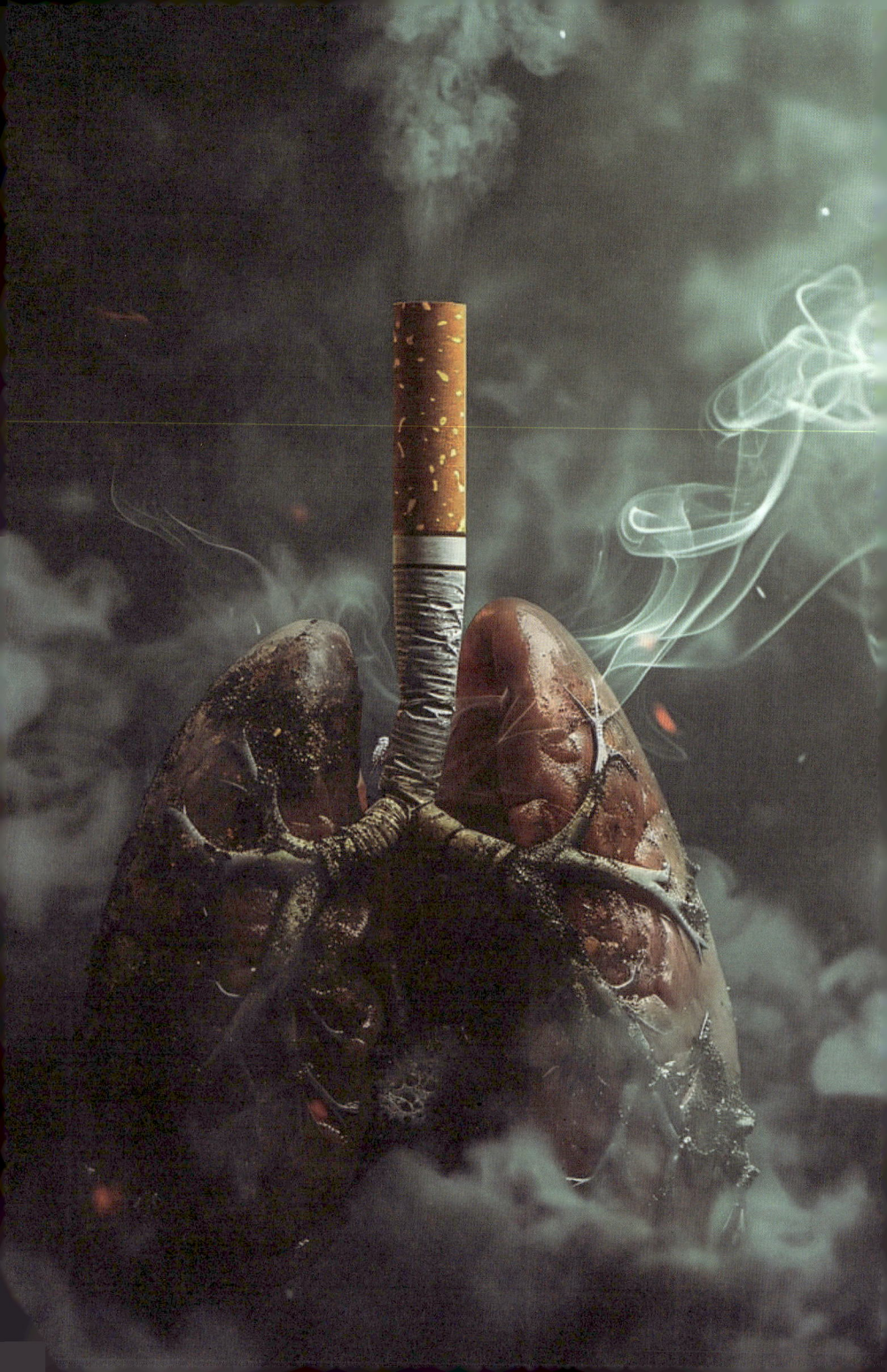

PART 2

금연의 마음가짐과 금연지식

PART 2로 넘어가기 전에 앞에서 강조한 전제를 다시 한번 상기하도록 하자. 담배가 스트레스를 완화시켜 준다는 것은 흡연자의 망상이다. 담배는 스트레스의 원인을 제거시켜 주지 못하며, 스트레스 때문에 담배를 피운다는 것은 흡연자의 가장 흔한 핑계에 불과하다. 스트레스를 받는다고 금연 중 담배 한 개비를 피우게 되면 잠시 2분간은 기분이 좋지만 금연에 실패했다는 불편한 마음은 오래 지속될 것이다. 미래에 이번에 금연을 못한 것을 후회할 날이 분명히 온다. 마음먹었을 때 금연해야 한다.

니코틴 중독

담배를 피우면 흡입된 니코틴의 25% 정도가 혈액으로 흡수되고 혈액으로 흡수된 니코틴은 30초 이내에 대뇌에 도달한다. 니코틴이 대뇌에 도달하게 되면 보상회로의 강력한 긍정적 강화와 중독을 일으킨다. 보상회로는 쉽게 말해서 술이나 마약이나 니코틴 같은 중독을 일으키는 물질이 뇌에 긍정적인 강화 시스템을 자극시켜서 행동의 반복을 일으키는 시스템을 말한다. 물론 이 긍정적인 강화 시스템은 허구이며, 마이너스적인 갈망 시스템이다.

쉽게 표현해서 물질에 중독된 사람들은 -10의 상태로 지내는데 술이나 흡연이나 마약을 하면 10이 채워져서 0이 된다. 플러스의 상태는 되지 않는다. 왜냐하면 중독되지 않은 사람들의 기분이 담배를 피우지 않는다고 우울하거나 갈망이 있거나 하지는 않기 때문이다.

 니코틴은 니코틴 수용체에 결합하여 일시적인 도파민 경로를 활성화시켜서 기분을 고양시킨다. 또한 뇌의 다른 신경전달 물질이나 호르몬을 증가시켜 뇌를 자극한다. 그래서 단기적으로 집중력이 향상되는 느낌을 가지게 되기도 한다.

 담배로 따지면 니코틴의 반감기는 두 시간 정도이다. 두 시간이 지나면 뇌와 혈중 니코틴 농도가 떨어지므로 담배를 다시 피우게 되는 반복행동을 하게 된다. 보통 금단증상은 두 시간 이후부터 시작되어 24~48시간 내에 가장 강력한 금단증상을 느끼게 된다. 흡연자 10명 중 7명은 금연에 대한 생각을 하는데 이중에 실제로 금연을 시도하는 경우는 50%인 3.5명 정도이다. 100명 중 5명만 혼자만의 의지로 금연에 성공한다고 한다. 100명 중 5명이라 어려워 보이는가? 아니다. 당신은 성공할 수 있다.

 이미 이 책을 사서 읽은 것부터 금연의 마음이 단단한 것이다. 금연에 성공한다면 본인이 생각한 것 이상의 자신감과 자부심이 생길 것이다. 금연을 하면 올해 당신이 한 모든 일들 중 가장 잘한 일이라고 생각하게 될 것이다.

24

금연의 정의

　금연을 한다는 의미에 대하여 한번 생각해보자. 작은 범위로는 입에 담배를 가져다 피우는 행위를 끊는 것이고, 넓은 범위로는 니코틴 중독에서 해방되는 것이다. 필자는 넓은 범위의 금연을 완성해야 한다고 생각하고 있다. 그래서 개인적인 생각으로는 여러 금연보조제 중 니코틴껌이나 니코틴 패치를 선호하지 않는다. 담배를 중독되게 하는 원인이 니코틴인데 니코틴을 공급하는 것은 옳다고 생각하지 않는다.

　액상형 전자담배 또한 타르가 없지만 니코틴이 들어 있는 액상을 기화하여 흡입하는 것이므로 전자담배 또한 끊어야 금연을 했다고 이야기할 수 있다. 궐련형 담배를 피우지 않아도 니코틴을 계속 몸에 공급하면 언젠가 니코틴을 다시 끊어내야 하는 과정을 따로 해야 할 수 있다. 아로마 금연 파이프는 니코틴, 일산화탄소, 타르가 없다면 금연 보조제품으로 생각할 수 있다. 아로마 금연 파이프는 차에서 흡연을 하는 사람이나 식후에 입이 텁텁할 때 흡연 욕구를 누를 때 단기간 사용하면 도움이 될 수 있다.

금연은 우리 몸에 니코틴 공급을 차단하여 니코틴 수용체를 사라지게 하여 니코틴 중독에서 벗어나는 것이다. 그러므로 보조제 없이 정신력으로 담배를 끊기 힘들다면 보조제 중에 니코틴 성분이 없는 것을 사용하는 것이 좋다.

주변의 지인 중에 담배를 두 달간 끊었는데 니코틴껌을 못 끊은 사람이 있었다. 니코틴껌이 품절로 구할 수 없게 되자 다시 흡연을 시작하였다.

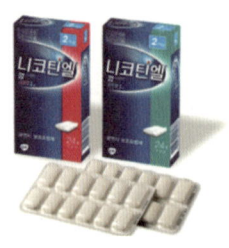
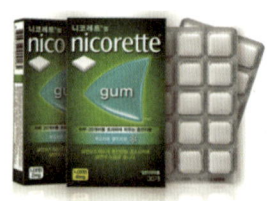
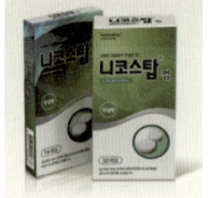

25

금연에 실패하더라도 자책하지 말자.
다시 하면 된다.
금연을 실패한 것은 당신 탓이 아니다.

누군가 흡연 시기의 금연에 대해 이야기하면 나는 말했다.

"난 의지력이나 정신력이 약한 사람이 아닌데 담배에 있어서는 의지박약이야. 내가 중독에 취약한가봐."

실제로 삶의 많은 굴곡들을 강한 정신력과 의지로 이기면서 살아왔는데 담배는 단 하루를 끊지 못했었다. 담배를 끊고 깨달았지만 내가 정신력이나 의지력이 약한 것이 아니라 니코틴 중독자였기 때문이었다. 니코틴 중독 상태에 있으면 담배와 관련된 생각이나 행동에 있어서는 의지력을 상실하고 비이성적이게 된다. 금연을 시작하고 담배를 피우지 않는 시간이 길어지면

"이제 담배 피워야지. 나가서 한 대 피워."

"지금까지 잘 참았잖아? 이제 가서 입에 담배를 물고 불을 붙여."

이렇게 머릿속에서 또는 귓가에서 말하는 보이지 않는 누군가가 있다. 이런 속삭임은 금연을 시작하면 너무 자주 들리게 되며, 금연 24~72시간 시기에는 수시로 듣게 된다. 이 보이지 않는 악마의 이름은 '니코틴 수용체'이다. 이 니코틴 수용체가 니코틴을 넣어달라고 당신에게 강하게 요구하는 것이다. 이것이 갈망이고 금단증상의 주요 원인이다.

금연을 시도하는 기간 동안 담배가 피우고 싶다고 너무 자책하지 말자. 금연을 시도하다가 실패하더라도 너무 자책하지 말자. 당신이 담배를 끊지 못하는 원인, 당신이 금단증상을 경험하고 있는 원인은 모두 당신이 가지고 있는 '니코틴 수용체' 때문이다.

금연 실패로 인한 심한 자책감, 좌절감, 실망감은 우울감으로 이어지기 쉽고, 금연을 마음이 힘들고 괴로운 것이라고 인식하게 된다. 이런 식의 생각은 금연을 더욱 힘들게 만들 수 있으며, 그로 인해 재도전의 의지가 꺾일 수가 있다. 중요한 건 꺾이지 않는 마음 아닌가? 조금 더 편하고 쉽게 금연할 수 있도록 이 책이 도와줄 것이다. 일단 먼저 나 자신과 니코틴 수용체를 분리하자. 내 탓이 아니라 '니코틴 수용체' 탓이라고 마음을 먹도록 하자.

금연 기간 중 담배가 너무 피우고 싶은 갈망이 나타나면

'니코틴 수용체가 밥 달라고 난리치는군. 그래도 니코틴을 주지 말아야지.'

이런 마음으로 참아보도록 하자. 금연에 대한 마음가짐을 너무 심각하게 생각하지 말고 가볍게 마음먹는 것은 금연에 대한 도전을 자주 반복적으로 할 수 있게 도와준다. 당신이 금연 도전을 반복할수록 금연에 대한 노하우도 생길 것이며, 성공에 가까워질 것이다. 실패하더라도 작은 성공의 경험이 계속 쌓이는 게 중요하다. 실패는 성공의 어머니다.

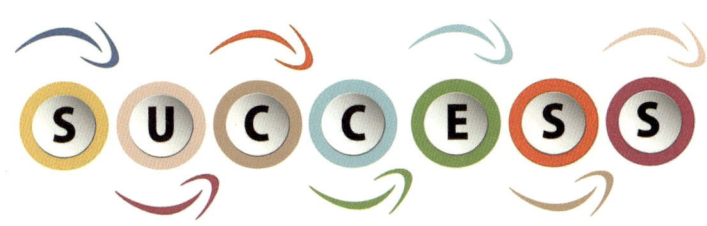

금연 시의 신체 변화

금연 기간	변화
2시간	체온과 맥박이 정상으로 돌아온다.
8시간	혈중 니코틴의 양이 90% 정도 감소한다.
72시간	몸속의 니코틴 사라진다.
1개월	강력한 흡연 충동이 하루 5회 이하로 줄어든다.
3개월	니코틴 수용체들이 거의 사라진다.
1년	심혈관 질환 확률이 흡연자의 1/2로 줄어든다.
3년	폐의 정화작용이 정상화되며 남자의 경우 정자의 수, 정액량이 정상이 된다.
5년	뇌졸중의 확률이 비흡연자와 동일해진다.
10년	폐암 확률이 흡연자의 1/2로 줄어든다.

50대, 60대, 70대 흡연자들과 금연에 관하여 이야기를 하게 되면 대부분 이런 이야기를 많이 하신다.

"지금 이 나이에 담배 끊어서 뭐해? 더 살아야 얼마나 산다고? 담배 끊는 스트레스를 받을 바엔 그냥 피우는 게 낫지."

나도 금연을 한 번도 시도해보지 않았을 때는 담배를 끊고 몇 년 또는 10년 이상이 지나야 몸이 좋아지는 줄 알았고, 이런 생각은 금연 시도를 더욱 힘들게 만들었었다. 금연을 한 번, 두 번 시도하다 보니 12시간 정도만 참아도 가래가 덜 끓으며, 24시간만 담배를 금연해도 숨쉬기가 너무 편안해지고, 크게 숨을 쉴 때 가래가 걸리는 느낌이 없었다. 이 느낌을 금연자들은 충분히 만끽하고 느껴야 한다.

항상 금연 시도를 할 때 달리기를 했었는데 반나절만 담배를 안 피워도 숨이 덜 차고 뛰면서 크게 숨을 쉬어도 목에 가래 걸리는 느낌이 없어서 좋았다. 금연에 실패하고 다시 담배를 피울 때에는 그때 뛰면서 느낀 공기의 맛! 폐포의 꽈리 끝까지 맑은 공기가 들어간다는 감각이 한 번씩 그리웠다. 이 좋은 느낌이 다시 금연을 도전하게 해주었다.

금연하는 시기 동안 몸이 주는 긍정적인 느낌을 자주 생각하는 건 금연 시간을 늘려주고 흡연 욕구가 강할 때의 고비를 넘기는 데 큰 힘이 된다. 개인적으로 금연하면서 가장 좋았던 신체 변화는 피로감이 훨씬 적어졌다는 것이다. 담배를 필 때는 6시간을 못 자면 근무하는 데 매우 힘들었고, 중간에 자다 깬 후 담배를 피우고 못 자는 시간이 길어지면 다음날 하루종일 피곤함이 지속되었는데 담배를 끊고 나서는 피로감이 평소의 50% 이하로 줄었다. 잠을 많이 못 자도 힘든 느낌이 없었으며, 피곤하거나 졸린 느낌이 생겨도 흡연할 때보다는 덜 힘든 느낌이었다.

40대에 금연을 하니 몸의 컨디션이 고등학교 때의 느낌일 정도로 좋아졌다. 삶의 질 또한 덩달아 급속도로 좋아졌으며 일의 능률이 올라갔다. 사람들이 금단증상으로 집중력이 떨어지고 멍한 느낌이 지속된다고 이야기하는데 그건 주로 담배 끊고 나서 하루~일주일 사이의 증상이지 금연의 시간이 길면 길어질수록 그런 증상은 사라지고 일의 능률은 올라간다.

과로를 해도 예전에는 너무 힘들다, 아무것도 못하겠다의 느낌이면 금연을 하고 나서는 힘들지만 그래도 견딜 만한데, 라고 바뀔 것이다. 하루에 할 수 있는 업무의 양도 크게 상승하게 된다. 젊은 사람뿐만 아니라 60대, 70대 나이가 많은 분들도 금연을 하면 삶의 질이 금연 다음날부터 향상될 것이다.

금연 후 72시간이 최대 고비다.

금연을 시작하게 되면 마지막 담배를 피운 순간부터 72시간이 지날 때까지가 최대 고비의 시간이 된다. 72시간이 지나면 우리 몸속에 있는 니코틴은 거의 다 사라지기 때문에 악마인 니코틴 수용체는 우리 귀 옆에서 쉴 새 없이 니코틴을 달라고 속삭인다.

이 전쟁은 니코틴 수용체와 나의 전쟁이다. 금연에 실패하여 전투에는 질 수 있어도 최종적으로 금연하여 전쟁은 이겨야 한다. 니코틴 수용체는 금연한 지 3개월 정도가 지나면 대부분 사라지므로 금연 기간 3개월은 의미 있는 기간이다. 금연 처음 3일간은 수행자처럼 지내야 한다.

강렬한 흡연 욕구를 참는 건 다른 어떤 일들보다 가장 큰 일이 된다. 3일간은 모든 일과를 담배를 안 피우는 것에 초점을 맞춰야 한다. 본인이 절에 계신 스님이나 성당에 계신 신부님이라고 생각해야 한다. 진리를 찾아 떠나는 구도자처럼 당신은 금연 수행자가 되어야 한다.

'담배는 스트레스를 해소하는 데 도움이 안 된다.'

이런 생각을 계속 가진 채로 평정심을 유지하려고 노력해야 한다. 담배를 끊으면 왠지 불행할 거라는 망상, 나는 계속 우울할 것이라는 착각, 담배 피우는 사람들이 부럽다는 생각이 3일 정도 강하게 들어오지만 3일의 시간이 지나면서 사라진다고 믿어야 한다.

끝나지 않을 것 같은 흡연 욕구도 3일만 지나면 견딜 만해지며, 부정적인 생각들 또한 많이 사그라든다. 첫 3일간은 나가서 얼른 담배에 불을 붙이고 담배를 피우라는 악마의 속삭임이 거의 몇 초에 한 번씩 계속 머릿속에서 들려올 텐데 그 속삭임이 완전히 사라지는 데는 1년 이상의 시간이 필요하지만 3일이 지나면서 속삭임의 시간 간격은 넓어지고 강도 또한 약해진다.

지금 글을 읽고 있는 독자가 금연 72시간 이내라면 끝이 안 보이는 힘든 터널을 지나고 있는 것이다. 수행자처럼 꿋꿋하게 참으며 나아가면 터널의 끝은 생각보다 빨리 보인다.

금연을 하고 가장 힘든 72시간을 보낼 때 가족에게 화를 내거나 짜증을 내는 사람들이 있다. 담배를 피우기 시작한 것도 본인의 선택이며, 끊기로 마음을 먹은 것도 본인의 선택이다. 가족들은 아무 잘못이 없으며 당신의 금연을 응원만 할 뿐이다. 혹시 금연 중에 가까운 가족에게 이런 말을 듣고 싶은 건 아닌가?

"그렇게 짜증내고 화낼 바에는 차라리 담배를 피워."

그 말이 핑계이자 트리거가 되어서 담배를 다시 피우고 금연 실패를 정당화하고 싶은 건 아닌지 생각해보자. 당신이 금연했을 때 가장 기뻐할 사람들은 당신의 부모님이나 남편, 아내, 자식들이다.

가족은 금연을 유지함에 가장 중요한 요인 중 하나이다. 가족들도 금연을 시작하는 금연 수행자가 있다면 지지해주도록 하자.

'너는 어차피 못 끊을 거다.'

'이번에도 실패할 것이다.'

'그러면 그렇지. 넌 의지가 약해서 못 끊어.'

이런 부정적인 단어는 금연 수행자에게 절대 사용하지 말자. 금연을 견뎌내는 금연 수행자에게 가족의 부정적인 태도, 남편이나 아내와의 다툼 등은 치명적인 실패요인이다. 항상 응원해주고 이번에 실패해도 참느라 수고했다, 라고 격려를 해주면 좋다. 설령 실패했다 할지라도 금연하는 기간 동안 피운 담배의 양 자체는 줄었다. 가족은 금연의 성공 여부를 떠나서 금연 시도의 시작을 응원해주자. 이런 가족의 지지는 금연에 실패한 흡연자가 다시 금연을 시도하게 만드는 강한 원동력이 된다. 금연 어플을 사용하면 금연 시간을 확인하면서 의지를 다질 수 있다.

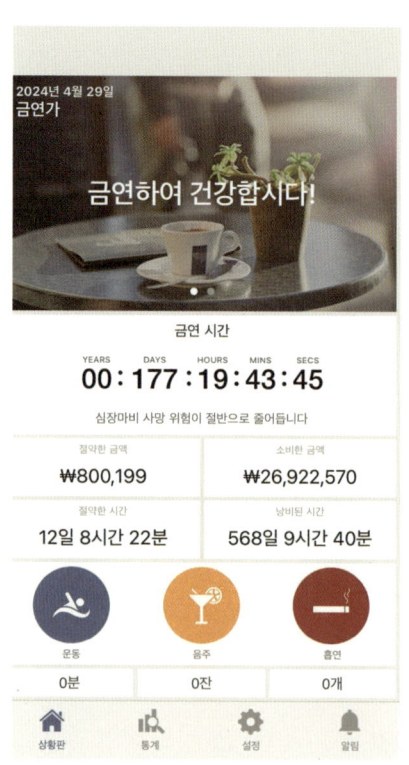

금단증상

흡연자로 지내는 동안 금연한 사람들이 엄청 대단해 보였다. 나는 중독에 취약하고 의지가 약한 사람이라 금연이 불가능할 거라고 단정 짓고 시도조차 하지 않았었다. 대학교 때는 같은 학번 남학생의 2/3 정도가 흡연을 했었는데 내가 입학한 지 15년 정도가 지나 30대 중후반이 되었을 때 나와 연락하는 대학 동기 중 흡연자는 아무도 없었다. 나만 흡연을 하고 있고 모두가 담배를 끊었던 것이다. 이 사실은 나의 마음을 불편하게 했다. 나만 의지가 약하고 중독에 취약한 것처럼 느껴졌다.

담배를 끊고 보니 사실 담배를 끊는 것이 그렇게 어렵지 않다는 걸 깨달았다. 방법을 모르고 금단증상이 영원할 것이라는 니코틴 수용체가 주는 착각 때문에 중간에 포기하게 되는 것이다. 사실 담배를 끊는 방법은 아주 간단하며 단순하다. 흡연하는 장소에 가서 담배를 꺼내서 입에 대는 행위를 하지 않으면 된다. 즉 담배를 안 피우고 가만 있으면 담배를 끊는 것이다. 500미터를 전력질주하거나 하프 마라톤을 하거나 한라산 정상을 등반하거나 하는 행동이 아니다. 그냥 가만히 있으면 담배를 끊는 것이다. 누구나 할 수 있다.

  육체적으로 힘든 일이 아니며 금연을 하면 육체는 더 좋아진다. 미묘한 차이이지만 마음가짐을 '나는 담배를 끊는다'가 아니라 '담배 피우는 행위를 하지 않는다. 3분만 참고 넘어간다'라고 생각을 한다. 전자는 담배를 피우면 큰일이 날 수 있는 반드시 해야 하는 행위라고 생각한다면 후자는 '담배를 언제든지 피울 수 있으나 나의 자유의지로 지금은 피지 않고 참고 넘어간다'라고 생각하는 것이다. 금연 수행과정에서 부정적인 단어 선택은 피하도록 한다.

  시간이 흐르면서 담배 자체를 의식하지 않는 것이 '오늘도 담배를 끊어야지'라고 강하게 다짐하는 것보다 좋다. 담배 생각 자체를 흐려지게 만드는 것이 금연에 유리하다.

  금연 시작 첫 1~2주일 정도는 흡연자들과의 만남이나 술자리를 피할 수 있으면 피하는 것이 좋다. 사실 누구를 만나는 약속 자체를 안 잡는 것이 좋다. 금연 초반에는 마음이 약해져 있는 상태라 작은 자극에도 흔들릴 수가 있다. 예를 들어 등산 모임에서 활동하는 흡연자가 있었는데 금연 시작한 지 일주일 만에 등산 약속이 잡히면

'내가 8시간 동안 담배를 안 피우고 등산을 할 수 있을까?'

'정상에 올랐을 때 평소처럼 담배를 피워야 하는데 담배를 안 피울 수 있을까?'

'같이 산을 올라가는 흡연자 동료가 담배를 권하면 어떻게 하지?'

이런 걱정들이 생기면서 약속이 부담스럽게 느껴진다. 금연 초반에 혼자 하는 운동은 적극 권하지만 사람들과 모여서 하는 운동은 금연에 있어서 위험할 수 있다. 거듭 강조하지만 금연 초기에는 수행자의 마음으로 하루하루 규칙적인 생활을 하는 것이 좋다.

담배를 끊으면 첫 1~2달 동안 자다가 깨는 증상이 발생할 수 있는데 수면량이 부족해져도 흡연할 때보다는 덜 피곤하니 너무 걱정하지 말자. 금연한 지 72시간 이내, 길게는 한 달까지 자다가 깼을 때 강한 흡연 욕구가 생길 수 있는데 누워서 계속 잠을 청하던가, 참지 못하겠으면 일어나서 냉수를 마시고 다시 잠들려고 노력해보도록 한다.

29

냉수와 양치질

금연을 도전할 때 안 해본 것이 없었다. 흔히 찐담배라고 말하는 궐련형 전자담배, 액상담배, 편의점에서 파는 일회용 담배, 니코틴 패치, 니코틴껌, 아로마 파이프, 연초에 꽂아서 흡입하는 필터, 먹는 약 부프로피온, 바레니클린, 은단, 껌, 사탕 등 금연에 도움이 된다는 건 다 해봤었던 거 같다. 담배를 제외한 금연보조제를 한다고 담배를 피우고 싶은 욕구가 약해질 뿐 사라지지는 않았다.

처음 금연할 때 금연보조제에 큰 기대를 가지지 않는 것이 좋다. 금연을 하겠다고 마음을 먹은 상태가 아니면 위의 보조제들을 한다고 담배를 끊을 수는 없었다. 금연보조제는 금연을 하기 위한 수단이 아니라 흡연 욕구를 도저히 참을 수 없는 상황에서 한 번 위기를 넘어가기 위한 방법으로 사용해야 한다고 생각한다.

  니코틴 패치나 니코틴껌처럼 니코틴이 몸에 제공되는 것들은 니코틴이 몸에 제공되지 않을 때 다시 한번 견디기 힘든 상황이 올 수 있음을 참고하고 사용해야 한다. 금연을 시작하고 가장 힘든 72시간을 넘어갈 때까지 가장 효과가 좋았던 건 얼음물과 양치질이었다.

  출근하고 근무 시작 때부터 퇴근하고 나서 잠이 들 때까지 항상 얼음물을 곁에 두었던 거 같다. 흡연 욕구가 생길 때 마시는 냉수는 흡연 욕구의 위기를 넘어가게 해주는 가장 좋은 수단이다. 물을 하루에 2리터 이상 마셨던 것 같고, 물만 먹기 지겨울 때는 카페인이 없는 차(둥글레차, 허브차, 보리차 등)를 차갑게 해서 먹었다. 이 습관은 지금까지도 계속돼서 사계절 내내 얼음이 담긴 차를 글을 쓰는 지금도 마시고 있다.

  카페인이 들어간 음료나 커피는 금연 수행자를 더 예민하게 만들 수가 있으며, 이뇨작용으로 수분공급이 충분히 되지 않을 수 있으므로 카페인이 없는 차를 마시는 것을 권한다. 또 하나의 강력한 흡연 억제행동은 양치질이다. 흡연자라면 누구나 느꼈겠지만 입안이 근질근질하고 텁텁하면 흡연 욕구가 생긴다. 자고 일어나서 양치를 안 했을 때, 식후에 기름진 음식을 먹고 난 후 입안이 텁텁한 경우가 있으면 이때 '지금 담배를 피우면 참 맛있을 텐데.' 하는 흡연자의 착각과 함께 담배를 피우고 싶은 욕구가 생긴다. 성공한 마지막 금연 시도의 첫 일주일간은 양치질을 하루에 6회 이상 했었다. 양치는 금연 위기상황을 넘어가게 해주는 좋은 방법이다.

금연 초기에는 가방에 양치세트를 챙겨 다니도록 하자. 금연을 시도하는 과정 중에 치과에 가서 스케일링을 하는 것 또한 좋은 방법이다. 담배를 피우게 되면 초기에는 타액 분비량이 일시적으로 증가하지만 지속적으로 흡연하면 타액의 산도가 높아지며 타액의 자정작용이 떨어진다. 치아우식증, 치은염, 치주질환 등의 확률이 높아진다.

금연을 함으로써 당신의 치아는 더 이상 누렇게 되지 않을 것이며, 특유의 담배 냄새 또한 입에서 나지 않을 것이다. 금연 초기에 담배 생각이 들 때 계속 아무 행동도 하지 않고 담배 생각만 하면서 힘들어하면 위기상황이 온다. 흡연 억제행동을 함으로써 담배 생각을 빨리 털어내야 한다. 담배 생각이 날 땐 냉수를 마시고 양치질을 하자.

먹는 금연약

미국 FDA에서 승인한 금연약 두 가지는 부프로피온과 바레니클린 두 가지다. 시장 점유율은 보통 바레니클린 70%, 부프로피온이 30% 정도이다.

A. 부프로피온

(상품명 : 웰부트린, 니코피온, 파피온, 애드피온 등)

보통 7주간 사용하며 6일간 1일 1회 1정, 이후 1일 2회 1정을 복용한다. 도파민이 재흡수되는 것을 차단해준다. 항우울제로 사용되어지는 약이다. 부작용이 크게 없는 것이 장점이며 담배를 끊고 심한 우울감이나 기분 저하로 힘든 사람, 바레니클린의 부작용으로 복용이 힘든 사람에게 추천한다. 성공률은 위약 대비 2배 정도이다. 정신과 약물과 상호작용이 있는 경우가 있으므로 기존에 정신과 약물을 복용하는 사람은 담당 정신과 전문의 선생님이나 처방의와 부프로피온의 복용에 대하여 상의를 해야 한다.

또한 알코올중독자, 인슐린 맞는 사람, 혈당 강하제를 복용 중인 사람은 복용하지 않도록 한다. 부프로피온은 음식에 대한 집착이나 짜증, 강박 등에 효과를 보이므로 금연 후 체중이 심하게 증가하는 사람도 고려해볼 수 있다. 실제로 부프로피온과 날트렉손이 합쳐진 콘트라브는 다이어트약이나 알코올 중독 치료제로 사용되고 있다. 금연과 금주를 함께하는 사람에게도 효과적일 수 있다.

B. 바레니클린

(상품명 : 니코챔스 등 / 챔픽스 - 현재 국내 시판 불가)

첫 12주간 사용하며 유지요법으로 12주를 추가해서 사용하기도 한다. 보건소나 금연클리닉에서 약을 지원받을 수 있다. 보통 금연 시작 1주일 전부터 복용을 시작하며 1~3일은 0.5mg 하루 1알, 4~7일 0.5mg 하루 두 알, 8일째부터 약 복용 종료까지 1mg 하루 두 알을 먹는다.

작용기전은 니코틴 수용체에 니코틴 대신 달라붙어서 담배를 이미 피운 상태 같은 느낌을 준다. 나는 담배를 너무 참기 힘들 때 복약지도를 따르지 못하고 담배를 피울 것 같아서 4시간 안 되는 간격으로 두 알을 복용한 적이 있는데 줄담배를 반 갑 정도 핀 느낌의 머리 무거움, 두통을 경험했었다. 가장 흔한 부작용은 구역감, 구토 등의 위장관계 증상이며 불면이나 악몽, 수면장애 또한 흔한 부작용 증상이다.

이중 불면이나 수면장애는 금연의 금단증상이기도 하여서 바레니클린 때문인지, 단순한 금연 때문인지 감별하기가 힘든 경우가 있다. 심한 우울증이나 환청, 환각 등의 심각한 정신과적 증상이 발현 시에는 약을 즉시 중단하고 전문의의 진료를 받는 것이 좋다. 단 하루도 담배를 끊기가 힘든 흡연자나 금연약을 없이 금연을 시도했다가 실패를 반복하는 사람은 복용을 시도하는 것이 좋다고 생각한다. 현존하는 가장 강력한 금연 보조제라고 할 수 있다.

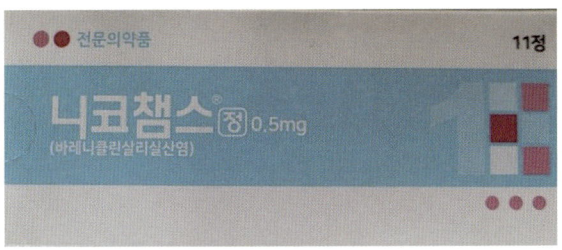

니코챔스 0.5mg

흡연할 때는 흡연하는
행동에만 집중하자.

이 글을 읽고 있는 당신이 현재 담배를 피우고 있는 상태(금연을 시도하지 않았거나, 금연을 하다가 실패했거나, 곧 금연을 하겠다고 생각하는 상황)일 때 담배를 천천히 피우기를 바란다. 주변을 보면 대부분 핸드폰을 보면서 담배를 피우는 경우가 대부분인데 핸드폰을 보면서 흡연을 하는 경우 대부분 흡연한다는 것을 인지를 하지 못한 채로 담배를 피우게 된다. 그래서 체감상 담배를 금방 피우는 것처럼 느껴지게 된다. 너무 빨리 담배 한 개비를 다 피운 것 같아 다시 담배를 꺼내서 이어 피우기도 하게 된다. 금연을 마음먹고 있는데 아직 시작하지는 못한 흡연자는 흡연하는 행동에 좀 더 집중하고 담배를 천천히 피우기를 바란다.

핸드폰을 보거나 친구와 대화하지 않고 흡연을 하면 흡연 시간이 꽤 길다고 느껴질 것이다. 이는 금연방법 중에 하나인 혐오요법에서도 중요한 행동이다. 핸드폰을 보지 않고 담배를 천천히 피우면서 이 발암물질이 내 허파꽈리의 끝까지 침투하는 것을 느껴본다. 숨을 내쉴 때 코안과 입안에 머무르는 연기 냄새를 맡아본다.

천천히 담배를 피우면서 스스로에게 질문을 해본다.
'담배 피우니 정말 좋은가? 담배는 진짜 맛있나?'
'나는 왜 담배를 끊지 못할까?'
흡연은 비워져 있던 어떤 것을 채워준다는 기분 외에 크게 무엇을 좋아지게 하지 않는다. 조금 더 풀어서 이야기하면 니코틴 중독자인 당신은 니코틴 수용체가 니코틴을 달라고 뇌에 졸라서 담배에 불을 붙이고 흡연하는 것이다. 그리고 그 고양감이나 충만감은 담뱃불이 꺼지고 몇 초도 지나지 않아 사라진다. 이 몇 분의 조금 나아지는 듯한 기분(쾌감이라고 표현하기도 부족하다) 때문에 항상 담배를 가지고 다니고, 담배가 없으면 안절부절 못하고 폐암이나 만성폐쇄성 폐질환 같은 담배병에 걸릴까봐 걱정하면서 평생 살 것인가?

스트레스 받아서 죽을 바에 담배 실컷 피우다가 죽는 게 나을 거라고 생각하지만 그 생각이 옳지 않다는 것은 누구나 알고 있다. 담배를 끊고 시간이 흐르면 심혈관 질환, 뇌졸중, 폐암, 구강암, 잇몸질환의 확률이 떨어지는 건 과학적으로 입증된 사실이다.

폐암환자나 만성폐쇄성 폐질환 환자는 금연하지 못한 것을 가장 후회한다. 금연의 찬스가 몇 번 있었음에도 그때 담배를 끊지 못한 것을 크게 후회를 한다. 인간은 누구나 고귀하고 편안하게 죽음을 맞이하기를 바란다. 흡연자는 말년에 병원에서 산소마스크를 쓰고 숨이 차서 입으로도 숨쉬기가 힘들어 쇳소리가 나는 숨을 가슴으로 쉬면서 말년을 지낼 수도 있다. 가래 뱉기는 점점 힘들어져서 간호사가 석션기로 가래를 빼줘야 그나마 숨이 덜 찰 것이다. 어디까지나 가능성이지만 흡연자가 비흡연자보다 이런 일이 생길 가능성이 훨씬 높다는 건 부정할 수는 없다.

지금 이 이야기가 흡연하고 있는 당신이 보기에 공포스러운가? 그렇다면 단 하루만이라도 담배를 끊어보자. 금연에 실패해서 다시 피더라도 단 24시간만 담배를 끊어보자.

한 개비의 위력
VS
24시간 금연의 위력

 금연의 시간을 보내다 보면 '한 대만 피워볼까?' 하는 유혹이 수시로 발생한다. 술을 마시거나 기름진 음식을 먹거나 화가 나는 일이 있을 때나 등의 이유는 수도 없이 많다. 금연 시도를 몇 번 반복해본 사람은 알겠지만 금연을 하다가 피는 첫 담배는 뇌와 몸에 상당한 쾌감을 준다. 온몸으로 니코틴을 받아들이는 것 같고 머리도 핑 돌고 '내가 이 좋은 걸 왜 끊었을까?' 하고 착각할 수도 있다.

 지금 피우는 담배가 금연 후 첫 한 개비였지만 당신은 매우 높은 확률로 2시간 내로 두 번째 담배를 피울 것이다. 두 번째 담배는 첫 번째 담배만큼의 쾌감은 없을 것이며, 예전에 담배를 피우던 습관처럼 의미 없이 피우는 담배가 될 것이다. 그리고 금연에 실패했다는 좌절감에 후회할 것이다. 담배 한 개비는 금연의 모든 노력을 잿더미로 만드는 강한 위력이 있다.

드물지만 하루에 한 개비나 두 개비만 피우는 사람이 간혹 있다. 평일에 근무할 때는 안 피우고 주말에만 담배를 피우는 사람도 있다. 유명한 뉴스앵커였던 한 사람은 본인은 하루에 담배를 한 대만 피운다고 언론에 이야기한 적이 있었다. 이 사람은 흡연자일까? 비흡연자가 아닐까?

앞에서 이야기했듯이 금연의 성공은 니코틴 중독으로의 완전한 탈출이기 때문에 하루에 한 개비 피우는 사람은 몸에 니코틴을 공급하고 있으므로 흡연자이다. 위에 설명한 사람들은 아주 특수한 케이스이다.

흡연자가 24시간 금연하게 되면 실패하더라도 하루 동안 담배를 끊어본 경험이 생기게 된다. 하루를 참았다는 것은 담배를 피우고 싶은 많은 상황들을 한 번씩 견디어 넘긴 것이다. 또한 24시간 금연을 하는 동안 담배를 강하게 피우고 싶은 욕구와 함께 담배를 피우지 않을 때의 긍정적인 효과 또한 경험하게 된다.

예를 들면 목에 가래가 끼는 느낌이 없다던가, 목이 덜 아프다던가, 숨을 들이마실 때 편하다던가, 잔기침이 나지 않는다던가, 손에서 냄새가 나지 않는다던가 하는 일련의 몸의 변화는 금단증상만큼 강렬하지는 않지만 재흡연 후에도 다시 생각나는 긍정적 기억이다.

나는 여러분이 금연하는 기간 동안의 몸의 긍정적인 변화를 자주 생각하며 되새기기를 권한다. 이 기억은 금연을 실패해도 재도전하게 하는 강한 동기가 된다. 금연은 계속 시도하다 보면 된다. 금연 또한 방법을 알고 요령이 생기면 그리 어렵지 않다. 24시간 금연에 성공했다면 당신은 반복적인 도전으로 금연에 완전히 성공할 확률이 높다.

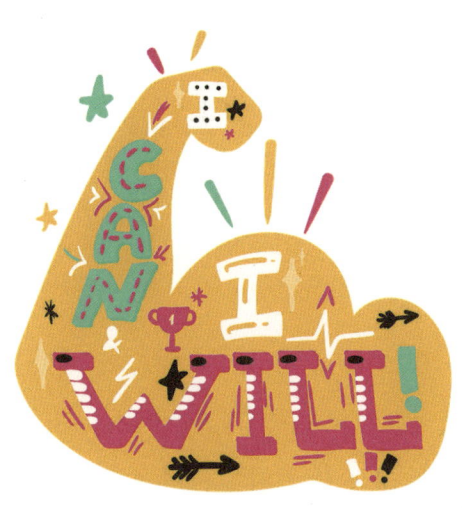

금연 중 가장 큰 고비의 순간은?

금연에 실패했던 사람이나 성공했던 사람들 모두 술이 금연의 최대 적인 것에 공감할 것이다. 금연을 실패했던 사람들 중 대부분은 술자리에서 담배를 피운 경우가 많았다. 흡연자 중에 평소에는 피우지 않다가 술자리에서만 피우는 사람들도 있다. 필자는 개인적으로 술자리보다 술을 마신 다음날 숙취가 남아 있을 때 가장 담배 생각이 많이 났던 것 같다.

술을 마실 때는 이미 주변 사람들이 금연 중인 것을 알고 있어서 담배를 권하지 않았다. 과음을 하고 난 다음날 숙취가 남아 있는 시간에 담배 욕구가 강하게 생겼다. 금연 시작한 지 3일 내는 필수로 금주를 하는 것이 좋으며, 한 달까지는 본인 주량을 넘어선 과음은 하지 않는 것이 좋다. 과음을 하다가 필름이 끊긴 후 본인은 기억 못한 상태에서 흡연을 하는 경우가 발생할 수도 있다. 이런 사고가 발생하면 너무 억울할 것이다.

담배를 끊으면 평소보다 술을 많이 먹는 경우가 생기는 경우가 있다. 금연 초반의 허무함, 우울감, 허탈감을 술을 먹으면서 채우는 경우다. 필자는 술을 크게 좋아하는 사람은 아니었는데 술 먹는 횟수가 금연 초반에 많이 증가했었다. 술을 먹으면 그 다음날 흡연 욕구가 강하게 증가해서 후회한 적이 많았다. 술로 인하여 금연이 실패하는 사람이 많으므로 금주와 금연을 같이 도전하는 사람도 있다. 금주와 금연을 꼭 같이하라고 권하지는 않지만 금연 초기에는 금주하는 것이 좋다. 금연 한 달 내로 과음을 하면 분명히 금연의 대위기가 온다.

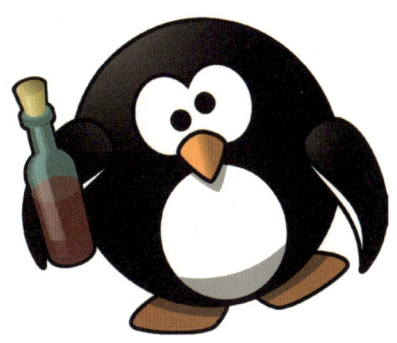

34

흡연과 정신건강

보통 흡연이 호흡기계나 순환기계에 영향을 미친다는 사실은 대부분 알고 있을 것이다. 흡연은 정신건강과도 상관관계가 있다. 비흡연자보다 우울증을 가진 흡연자가 2배 정도 많다. 정신분열증의 경우 90%가 흡연자라는 연구가 2010년 대한금연학회 논문에 발표되었다. 알콜의존증 환자의 경우에는 80%가 흡연을 하고 있으며, 흡연자의 26% 정도는 알콜의존증 환자이다. 이는 비흡연자에 비하여 두 배 정도가 높은 수치이다.

흡연은 대뇌의 피질 두께를 감소시킨다. 즉 흡연 기간이 길수록 뇌의 노화가 점점 심해진다. 또한 영국의 테일러 박사의 연구결과에 따르면 6주 이상 금연한 사람은 흡연자보다 우울감, 불안감, 스트레스를 덜 받으며 흡연자가 금연을 한다고 정신건강이 나빠진다는 과학적인 근거는 없다고 밝혔다. 금연 초기에 우울감, 무기력감, 허무감 등이 발생할 수 있으나 이건 단기간의 감정상태인 것이지 질환이 아니다.

니코틴은 중추신경 자극효과로 인하여 만성불면증의 원인이 될 수 있으며, 얕은 잠의 단계인 1단계, 2단계의 수면이 늘어나서 숙면이 힘들다. 흡연자일 때 새벽에 자다가 깨서 뒤척이다가

'다시 잘까? 한 대 피울까?'

이렇게 고민했던 경험이 많을 것이다. 집 밖으로 나와서 담배를 피우는 순간 잠이 깨고 다시 잠을 자기가 어려워진다. 금연 초기에 불면증을 경험하는 사람은 25~30% 정도로 많다.

보통 금연 2주가 넘어가면 불면증 증상이 줄어든다. 필자도 가장 크게 느껴졌던 금단증상이 불면증이었으나 잠을 못 자도 흡연할 때 잠을 못 잔 것에 비하면 피로도 상당히 적고, 컨디션도 좋아서 일상생활은 크게 불편하지 않았다.

흡연은 공황장애와 범불안장애를 악화시킨다. 흡연을 하는 잠시 동안에는 증상이 완화되는 것 같으나 몇 분의 일시적인 현상일 뿐이고, 흡연이 끝나면 불안증상이 더 크게 발생한다. 특히 공황장애 증상이 발현할 때 흡연으로 인한 답답함, 숨찬

증상이 흡연 시 신체화되어 공황발작을 유발할 확률이 비흡연자에 비해 증가하게 된다. 범불안장애는 간접흡연만으로도 발병률이 증가할 수 있다고 보고되었다.

공황장애나 범불안장애를 가진 사람이 불안하거나 초조한 상태에 대면했을 때 담배를 피우게 되는데 담배를 다 피우고 나면 더 불안해져서 담배를 또 피우게 되고, 흡연량이 많아지면 점점 더 불안해지는 악순환을 겪게 된다. 금연 초반에는 불안감이 일시적으로 증가할 수 있으나 금연에 성공하면 공황장애와 불안장애를 극복하는 데 도움이 된다.

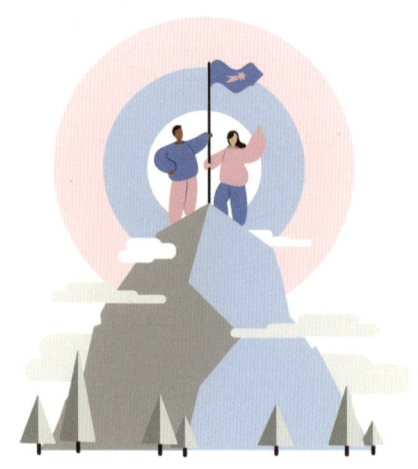

담배는 헤어진 애인?

금연을 시작하고 짧게는 일주일, 길게는 한 달 정도까지 감정이 예민해질 수 있다. 마치 여자친구와 헤어진 직후의 감정과 유사하며 우울한 감정이 생기기도 한다. 어떤 사람은 이런 생각을 할 수 있다.

'눈이 오나 비가 오나, 기쁠 때나 슬플 때 담배는 항상 내 곁에 있어준 친구였는데 이제 없다니 슬프다.'

어떤 일을 해도 즐겁지 않으며 이런 우울한 감정이 계속 지속될 것처럼 느껴진다. 한 번 기억해보자. 첫 연애를 했다가 헤어졌을 때도 비슷한 힘든 감정이었지만 당신은 이별을 잘 이겨내고 일상생활을 다시 회복했을 것이다. 처음에는 강렬한 상실감에 입맛도 없고, 좋아했던 취미도 흥미가 없어지지만 시간이 흐르면서 슬픔과 그리움의 감정은 점차 흐려진다.

이런 감정의 변화를 극복하는 과정은 모든 도파민을 자극하는 중독에서 탈피할 때 겪어야 하는 과정이다. 이것은 마약, 알코올중독을 극복할 때도 동일하다. 짧은 시간의 과정을 견디지 못해 다시 한 개비를 핀다면 당신이 기분 좋아지는 건 단 1~2분이나 다시 흡연했다는 죄책감은 며칠 동안 지속될 것이다. 다시 흡연을 계속하면 점차 죄책감은 흐려질 것이다. 그러나 언젠가 이번에 담배를 끊지 못한 것을 크게 후회할 날이 올 것이다.

금연을 한다는 것은 누구에게 물어봐도 잘하는 행동이며 옳은 행동이다. 그러나 흡연자는 니코틴 수용체의 속삭임에 속아서 금연을 지속하는 것이 옳은 것인지, 아닌 것인지 스스로에게 계속 되묻게 된다. 흡연의 유혹이 마음속에서 자라날 때마다 현재 금연하고 있는 것은 잘한 일이라고 생각하자.

누구보다 당신의 가족은 당신의 금연에 기뻐하고 있으며 당신을 응원하고 있다. 금연을 함으로써 당신의 수명은 최소 5년이 증가하였다. 담배는 결혼하거나 이민 간 과거 애인이다. 다시 만날 수 없다고 생각하고 뒤돌아보지 말자.

36

금연과 체중 변화

대부분의 금연자들이 담배를 끊으면 체중이 증가한다고 한다. 평균 체중으로 살펴보면 흡연자는 비흡연자에 비하여 3kg 정도 적게 나간다고 하는데 이는 체내 일산화탄소 축적에 의한 산소량 감소로 인한 부작용이라는 보고가 있다. 또 다른 금연으로 인한 체중 증가의 원인을 살펴보자.

a. 니코틴 자체가 식욕 억제효과를 가진다.
b. 흡연 시 하루 200kcal의 열량이 비흡연자보다 더 사용된다.
c. 금연을 하면 미각이 회복되면서 음식의 맛을 더 잘 느껴 식욕이 증가한다.
d. 금연 후 발생하는 구강 욕구를 먹는 것으로 해소한다.

실제로 금연 후에 여성은 평균 3.8kg, 남성은 2.7kg 정도 체중이 증가한다고 하기 때문에 체중 증가가 겁이 나서 금연을 시도하지 않는다는 것은 옳지 않다. 그러나 금연을 하면서 급격하게 체중이 증가하는 사람들도 있으므로 유산소 운동과 함께 평소 식습관에 신경 써야 한다.

금연을 하면서 많은 사람들이 과자와 사탕을 먹는 거 같다. 고칼로리 음식이나 너무 단 음식을 꾸준히 섭취하면 혈당도 올라가고 체중도 증가할 수 있으므로 과자나 사탕을 먹는 습관은 금연 초기에 피하는 것이 좋다. 한국 금연운동협회에서는 금연 시 추천하는 음식을 8가지로 나누었다.

a. 차가운 물

b. 오이

c. 당근(비타민 A 풍부)

d. 파스타치오 또는 해바라기씨(땅콩에 비해 지방성분이 낮음)

e. 과일

f. 무가당 비스켓

g. 멸치

h. 다시마

나는 금연을 하면서 첫 일주일 정도는 입맛이 없었으나 시간이 가면서 음식의 맛을 더 깊이 느낄 수 있었고 식욕이 늘어났다. 금연 후에 내가 즐겨 먹었던 간식은 다음과 같다.

a. 견과류

식감이 좋고 최근에는 한 봉지에 다양한 견과류를 담은 제품들이 많이 나와서 손쉽게 구할 수 있으며, 과일과 달리 유통기한이 길고 상온에 보관해도 되는 장점이 있다. 물이나 우유와 함께 먹으면 포만감이 크다.

b. 육포

단백질과 비타민 B1의 함량이 높고 혈당수치가 많이 오르지 않는 간식이다. 오랫동안 씹어먹을 수 있어 구강 욕구의 충족에도 도움을 준다. 오징어는 딱딱해서 자주 먹기에는 저작근과 치아에 부담이 있으나 육포는 질감이 부드러운 편이다.

c. 무가당, 저당 과자

과자나 간식을 먹고 싶을 때 먹었던 음식이다. 최근에는 다양한 제품들이 많이 늘어났으며 키토 간식을 전문적으로 만드는 회사가 국내에도 생겼다. 단점은 맛이 없다. 애매한 맛이 많아서 초기에 먹다가 견과류나 육포를 더 많이 먹었으며, 달콤한 음식이 먹고 싶은 경우에는 고함량 다크초콜릿을 소량씩 먹었다.

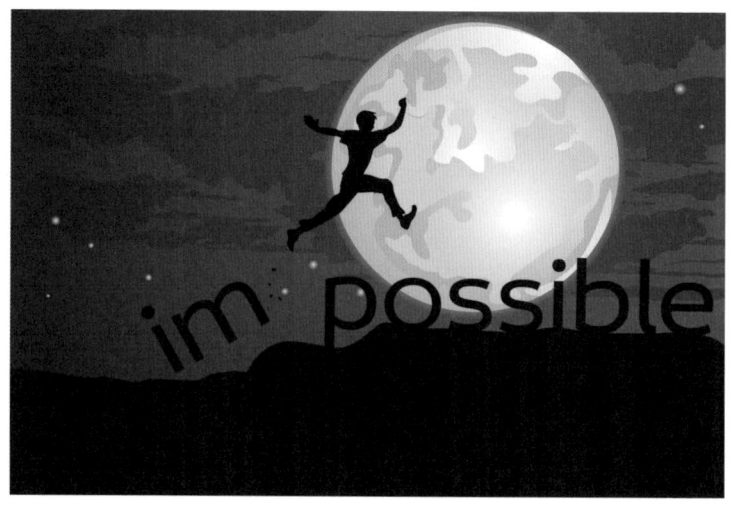

금연과 운동

흡연자는 비흡연자에 비해 유산소 운동 시 2배 가까운 산소량을 필요로 한다. 흡연자의 경우 흡연 직후의 폐활량은 평소 폐활량보다 500~1,000리터 정도 감소한다. 흡연자들은 운동하기 전후로 대부분 흡연을 하는데 운동 전후의 흡연은 평소보다 몸에 더 악영향을 준다.

흡연자들은 '흡연을 하더라도 운동을 하면 괜찮다'라는 생각을 가지고 있지만 운동을 한다고 흡연의 부작용이 사라지지는 않는다. 물론 운동을 안 하는 것보다 운동을 하는 것이 건강에 좋은 것은 분명하나 흡연의 부작용을 사라지게 하는 유일한 방법은 금연뿐이다.

금연 후 이틀만 지나도 가래량이 줄면서 숨쉬기가 편해지며 1개월이 지나면 폐기능이 향상되기 시작한다. 3개월이 지나면 전체 폐활량의 5%가 상승한다.

  종류와 강도 상관없이 모든 운동은 금연에 이롭다. 운동은 우리 몸에 흡연을 대체하는 보상작용을 해준다. 가만히 집에서 누워 있을 때, 할 일이 없어서 심심할 때 문득 담배를 피우고 싶다는 욕구가 떠오를 수 있다. 이 욕구는 금연 첫 72시간은 시도 때도 없이 침투해온다. 나는 금연을 시작하고 첫날과 둘째 날은 하루에 세 번 정도를 운동하기 위해 외출을 했다.

  유산소 운동은 달리기, 수영, 자전거 타기를 추천한다. 특히 달리기는 특별한 준비물이 필요하지 않고 시간에 구애받지 않기 때문에 가장 추천하는 유산소 운동이다. 달리기는 도파민, 엔돌핀, 세로토닌 분비로 인하여 긍정적인 기분을 불러일으켜주고, 스트레스와 불안증상을 완화해준다.

  또한 노르에피네프린의 증가로 집중력 향상에 도움을 준다. 운동 후 개운하게 샤워하고 냉수를 마시는 일련의 행동은 금연 수행자가 가진 필살기라고 할 만큼 금연을 유지하는 데 큰 도움이 된다.

  요가와 필라테스 또한 금연 유지에 도움을 주는 운동이다. 요가는 유산소 운동과 함께 대조군에 비하여 금연 성공률이 높음이 과학적으로 입증된 운동이다. 크게 숨쉬기와 근육 이

완은 스트레스를 완화시켜 주며, 금연으로 인한 막연한 불안 증상을 개선해준다. 또한 입면과 숙면 유지에도 도움을 줘서 금연으로 인한 불면증에 도움이 된다.

뛰는 게 힘들면 걸어도 좋다. 흡연의 욕구가 생길 때마다 집 밖으로 나가자. 집에서 담배를 피우고 싶을 때 발을 동동 구르며 초조해하지 말고 나가자. 크게 호흡을 하고 폐포 끝까지 맑은 공기가 들어오는 것을 느끼자. 집에 돌아와서 샤워를 하고 찬물을 마시면 담배를 피우고 싶었던 생각은 사라져 있을 것이다.

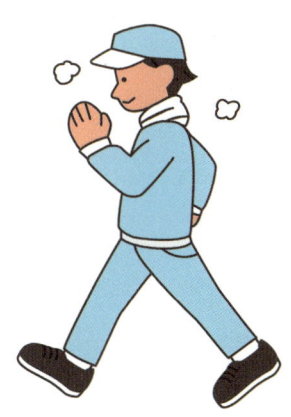

흡연자와 비흡연자

당신이 금연 후 가장 힘든 72시간을 넘겼다면 이제는 어떻게 하면 담배를 안 피우고 지낼 수 있는지 당신만의 노하우가 생겼을 것이다. 그래도 간간이 계속 니코틴 수용체의 "얼른 나가서 한 대 피워"라는 속삭임이 들릴 것이다.

이 세상에 흡연을 기준으로 모든 사람을 두 부류로 나누면 흡연하는 사람, 흡연하지 않는 사람 이렇게 나눌 수가 있다. 하루에 한 대만 피우는 사람도 흡연자이며, 며칠에 한 번씩 피우는 사람도 흡연자다.

담배 생각이 날 때 이런 상상을 해보는 것은 도움이 된다. 바다 가운데 섬이 두 개가 있는데 섬 한 곳에는 흡연자만 살고 있고, 다른 한 곳에는 비흡연자만 살고 있다. 당신은 72시간 담배를 끊는 행동을 성공했으므로 흡연자의 섬에서 비흡연자의 섬으로 다리를 건너서 넘어왔다. 당신은 흡연자의 섬에서 비흡연자의 섬으로 넘어온 마지막 사람이다. 이제 다리는 끊어져서 흡연자의 섬으로 돌아갈 수 없다고 상상하자.

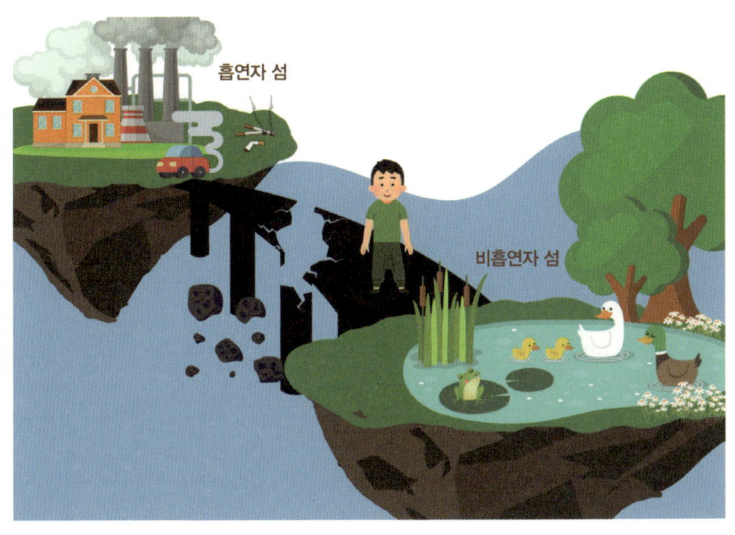

 이제 섬을 이어주는 다리는 끊겼으며 당신은 비흡연자의 섬에서 비흡연자들과 살아가야 한다. 비흡연자의 섬은 담배도 없고, 라이터도 없으며, 담배 피울 수 있는 곳도 없다. 당신은 이제 비흡연자로 살아가야 하며 흡연자로 돌아갈 수 없다. 비흡연자의 섬에 사는 사람들은 당신이 과거에 담배를 피웠는지 모르고 당신을 비흡연자로서 대할 것이다. 이제 당신은 담배를 피우고 싶어도 피울 수 없는 상황이다. 자포자기하자. 스스로에게 흡연자로 다시 돌아갈 수 없다는 암시를 꾸준히 주는 것이 금연을 유지하는 데 큰 도움이 된다.

금연하고 있는 시간이 점차 흘러가면 금연 초반에 길에서 담배 피우던 흡연자들을 부러워하던 당신의 마음은 흡연자들을 안쓰러워하는 마음으로 바뀌게 된다. 길에서 담배를 피우는 사람들도 한 번쯤은 금연을 해봐야겠다는 생각을 해본 사람들이 대부분이지만 금연에 실패하거나 금연에 도전해보지 못하고 니코틴 중독의 늪에서 나오지 못한 사람들이다. 한 번도 담배를 끊을 생각이 없다, 라고 생각하는 흡연자도 담배를 처음 피웠던 그 시간으로 돌아가서 담배를 안 피울 수 있다면 담배를 피우겠느냐? 라고 질문했을 때 다시 피울 거라고 말하는 사람은 한 명도 없을 것이라고 본다.

흡연은 언젠가 후회할 날이 반드시 온다. 사실 표현을 하지 않을 뿐 흡연자는 담배를 끊은 금연자를 대부분 부러워한다. 금연자는 첫 2~3일은 일시적으로 금단증상에 의하여 흡연자를 부러워할 수 있지만 니코틴의 마수에서 벗어나면 흡연자를 안타깝게 생각할 뿐 부러워하지 않는다.

보건소를 활용하자.

　금연을 할 때 흡연을 하고 있는 지인과 금연으로 내기를 하는 것을 추천하지는 않는다. 한쪽이 실패를 하면 다른 쪽도 따라서 금연을 쉽게 포기할 수가 있으며, 금연에 대한 진지한 마음이 서로 다를 수가 있는 경우 상대방에게 마음의 상처를 줄 수가 있다. 나는 진지한 마음으로 금연 72시간을 수행자의 마음으로 보내고 있는데 상대방이 너무 가볍게 금연을 생각하고 옆에서 쉽게 포기한다면 같이 금연 시도한 것은 도움이 아니라 오히려 방해가 된다.

　먼저 금연에 성공한 타인의 도움을 받는 것도 한 방법이지만 시간이 된다면 보건소의 도움을 받는 것도 매우 유용하다. 실제로 혼자 금연을 하는 것보다 보건소 금연클리닉을 이용할 경우 금연 성공 확률이 6배 정도 증가한다.

우리나라는 보건소에 대한 접근성도 매우 용이하며 보건소마다 금연클리닉도 매우 잘 되어 있다. 금연클리닉을 운영하는 보건소를 검색하는 사이트로 금연 두드림과 금연 길라잡이를 추천한다. 이 사이트들은 보건소 금연클리닉, 금연캠프(4박 5일), 찾아가는 금연지원 서비스, 금연 상담전화, 병의원 금연치료 등을 소개하며 정보를 제공한다. 금연 길라잡이에는 교육자료 및 국가 금연지원 서비스, 전문가 칼럼 등 다양한 정보를 제공받을 수 있다. 금연구조, 금연긴급 상담 서비스 전화번호는 1544-9030이다. 보건소마다 차이는 있겠지만 대체로 진행되는 순서를 보면 다음과 같다.

방문	지원
1회차	니코틴 의존도 평가, 건강평가, 일산화탄소 측정(궐련형 전자담배인 경우 수치가 잘 안 나오는 경우가 있음), 소변 니코틴 검사, 금단증상 및 스트레스 대처법, 행동강화 물품, 니코틴 보조제 지급
2~6회차	금연과정 상담, 일산화탄소 측정, 금단증상 및 스트레스 대처법, 금연지지, 니코틴 보조제, 행동 강화물품 지급
6회 이후	월 1회 전화상담이나 응원문자 전송

각 지역 보건소에서 보내준 응원문자 몇 개만 소개해보면 다음과 같다.

"한 개피 흡연은 일시적으로 금단증상이 완화될 뿐 스트레스가 해소되는 것은 아닙니다."

"내 노력만으로 얻을 수 있는 금연, 오후도 최선을 다한다면 성공입니다."

"1분 참기, 물 마시기, 심호흡은 금연의 지름길!"

"흡연 유혹은 3분만 참으면 됩니다. 흡연 욕구가 지나갈 때까지 다른 생각을 하세요."

"내가 할 수 있다는 것이 행복입니다. 자신을 사랑하는 것이 금연입니다."

지원받을 수 있는 횟수는 1년에 3번이며, 2회까지는 부분적으로 금액을 내야 하나 금연 프로그램 이수 완료 시 처음 2회 결제한 금액은 돌려받을 수 있다. 보건소에 방문해보면 우리나라 보건소 금연클리닉이 이렇게 잘 되어 있구나 하고 놀랄 것이다.

담배는 마약이다.

정부는 담배를 팔면서 금연 또한 권장하고 있다. 앞의 내용에서 확인한 것처럼 보건소는 세금으로 금연클리닉을 훌륭하게 운영하고 있다. 정부가 담배를 안 팔면 해결될 일인데 전 세계 어느 국가도 담배로 인한 세수의 확보를 포기할 나라는 없다.

담배는 합법적 마약이다. 2024년에 영국이 2009년 이후 출생한 사람부터 담배 판매(연초)를 금지하는 법안을 내놓았다. 그러나 액상형 전자담배는 계속 판매한다고 밝혔다.

시간이 흘러도 국가는 담배를 계속 팔 것이다. 그리고 담배 가격은 계속 물가 상승률에 따라 올라갈 것이다. 얼마나 담배 가격이 올라야 담배를 끊을 것인가? 한 갑에 만 원? 이만 원?

반복적으로 마약을 하는 유명인이 뉴스 매스컴에서 나오는 경우가 가끔씩 있다. 뉴스를 보고 분명히 이런 생각을 했을 것이다.

'마약으로 본인 인생을 저렇게 망치고 싶나? 아무리 끊기 힘들어도 마약은 하지 말아야지. 한두 번도 아니고 안타깝네.'

나도 이와 같은 생각을 한 적이 있다. 비흡연자도 흡연자를 보면서 이와 같은 비슷한 생각을 할지도 모른다. 당신이 금연을 성공한 후에 시간이 지나서 흡연자를 보면 마약 뉴스기사를 볼 때 느끼는 감정과 비슷한 안타까움이 생길 것이다. 단순하게 생각해보자. 담배는 마약이다. 몸에 좋지 않으므로 끊어야 한다. 담배는 마약이 아니라고? 마약이 아니라면 바로 끊어보자. 당신은 할 수 있다.

당신이 필로폰이나 코카인 같은 마약에 중독되었다면 당신의 가족과 남은 인생을 위해서 반드시 마약을 끊을 것이다. 당신은 반복적으로 마약을 해서 뉴스에 나오는 어리석은 사람이 아니니까 말이다. 코카인이나 필로폰을 끊을 용기나 마음가짐이 있는 당신이 담배를 못 끊겠는가? 당신은 의지가 약한 사람이 아니다. 니코틴 수용체가 니코틴을 공급받기 위해 당신의 의지가 약한 것처럼 느끼게 할 뿐이다.

금연에 성공한 유명인

강동원, 강호동, 김숙, 김연우, 김영삼 대통령, 김대중 대통령, 김용만, 김우빈, 김종민, 김혜자, 남궁민, 나훈아, 노홍철, 데프콘, 민경훈, 최양락, 허각, 변우민, 김경호, 봉태규, 선동열, 설경구, 성동일, 신동엽, 안성기, 원빈, 유재석, 이적, 조세호, 조훈현, 최불암, 팝핀현준 등이 있다.

정리

다음 장에 넘어가기 전에 앞에서 다룬 내용을 정리해보도록 하자.

1. 담배는 스트레스 완화에 도움이 되지 않는다. 스트레스 때문에 담배를 핀다는 건 흡연자의 핑계일 뿐이다. 흡연을 하는 3분간 갈망이 잠시 채워질 뿐이다.

2. 흡연은 니코틴에 중독된 상태를 말한다. 금연은 니코틴 중독으로부터 완전히 벗어난다는 것을 의미한다. 금연할 때 니코틴 패치나 니코틴껌, 액상담배 등 니코틴이 함유된 물질로 대체하는 것은 피하도록 하자.

3. 금연에 실패했다고 스스로 자책하지 말자. 다시 도전하면 된다. 금연 재도전을 두려워하지 말고 반복해서 하다 보면 노하우가 생기고 언젠가는 끊을 수 있다. 담배를 못 끊는 것은 당신 탓이 아니라 니코틴 수용체 탓이다. 당신과 니코틴 수용체를 분리해서 생각하자.

4. 금연을 하기 전에는 금연하면 몇 개월, 몇 년이 지나야 몸이 좋아질 것이라고 생각하지만 단 이틀만 금연에 성공해도 몸이 좋아지는 것을 바로 느낄 수가 있다. 숨이 덜 차며 목에 가래가 덜 생기며 두통도 사라지고 피로감도 훨씬 덜해진다. 금연하면서 생기는 몸의 긍정적인 변화를 최대한 느끼고 기억하자. 몸의 긍정적 기억은 금연 실패 시 재도전을 하게 만드는 큰 동기부여가 된다.

5. 금연 시작 후 72시간이 가장 큰 고비다. 이 금연 수행자 시기 동안은 왕도가 없다. 죽자사자 참아야 한다. 스트레스받는 일을 피하며 약속도 잡지 않도록 한다. 좋아하는 일에 몰두하여 시간이 흘러가도록 해야 한다. 가장 힘든 금연 72시간 동안 예민해졌다고 가족에게 짜증을 내지 말자. 가족은 언제나 당신의 금연을 응원하는 사람들이다.

6. 금연이 어렵다고 생각하지 말자. 흡연자들은 금연이 매우 힘든 일이라고 생각해서 시도조차 못하는 경우가 많다. 금연은 담배를 꺼내서 입에 가져가서 흡입하는 행동을 하지 않으면 된다. 가벼운 마음으로 하루만 참아보자. 실패하면 다시 도전하면 된다. 금연은 산 정상까지 올라가야 할 등산도 아니고 백 미터를 몇 초 내로 들어오라는 기록을 내야 하는 행동도 아니다. 그냥 담배 피우는 행위를 하지 않는 것이다. '담배를 끊는다. 평생 금연한다'라는 무거운 마음보다 담배 피우는 행동을 하지 않는다. '내일 담배를 피우더라도 오늘 하루만 참아본다'라는 마음으로 금연을 시작해보자. 너무 어렵게 생각하면 시도조차 힘들다.

7. 강력한 흡연 욕구 억제행동인 냉수 마시기와 양치질을 자주 하자. 얼음물이나 차가운 냉수를 마시는 것은 강하게 밀려오는 흡연 욕구를 막는 좋은 방법이다. 물을 많이 자주 마시는 것은 금연 후 구강 욕구 때문에 먹게 되는 군것질을 줄여주는 효과가 있으며, 니코틴의 배출, 대사증진, 원활한 배변활동 등에 좋다. 기름진 음식을 먹거나 입이 텁텁할 때 담배 생각이 날 수 있으므로 수시로 양치질을 해주자.

8. 도저히 단 하루도 참기 힘든 경우에는 먹는 금연약의 도움을 받아보자. 니코틴 패치나 니코틴껌처럼 니코틴이 함유된 금연 보조제품보다는 먹는 금연약을 추천한다. 먹는 금연약은 부프로피온 제제와 바레니클린 제제가 있다. 바레니클린은 니코틴 수용체에 작용하므로 흡연한 듯한 느낌을 주는 강력한 금연 억제제이다.

9. 금연을 시작하기 전이나 금연을 실패한 후에 흡연 시 담배 피우는 행위에만 집중하자. 핸드폰을 보면서 습관적으로 흡연하지 말자. 흡연 외의 다른 행동은 하지 말고 오롯이 흡연하는 행위를 하면서 '담배가 진정 맛있는 건지?', '내가 정말 담배가 좋아서 피우는 건지?'를 스스로에게 질문하자.

10. 금연 기간 동안 술자리나 스트레스받을 때 '한 개비는 괜찮겠지?' 지금 금연 한 달이 넘었는데 '딱 한 대만 피워보면 어떨까?' 하는 한 개비의 유혹을 잘 견디자. 한 대를 피우는 순간 지금까지 당신의 의지는 쉽게 무너질 수 있으며, 한 개비는 결코 한 개비로 끝나지 않고 흡연량은 다시 쭉쭉 늘어날 것이다. 한 대의 위력을 결코 얕보지 말자. 당신이 한 번이라도 24시간 동안 금연한 경험이 있다면 당신은 언제든지 금연에 성

공할 수 있다. 금연에 실패해도 24시간을 참았다는 것에 스스로 뿌듯해하고 작은 보상을 주자. 다음에는 48시간을 참을 수 있을 것이다. 24시간 금연을 한 건 대단한 일이다. 금연을 위한 행동은 항상 보상해주고 강화해주자.

11. 금연 시 가장 위험한 순간은 술과 항상 연관되어 있다. 술자리나 술을 마시고 필름이 끊겼을 때 금연 대위기가 올 수 있다. 특히 금연 3일 내에는 금주를 꼭 하도록 하고, 한 달 내에도 과음은 피하도록 한다. 과음을 하면 당일에는 담배를 참을 수도 있으나 다음날 숙취가 심한 경우에 담배를 피우고 싶은 욕구를 참기가 힘들고 괴로울 수 있다.

12. 흡연은 정신건강에 도움을 줄 것 같지만 그것은 흡연자의 큰 착각이다. 흡연은 불면증, 공황장애, 범불안장애, 우울증에 악영향을 준다. 금연 초기에 금단증상 발생 시에는 금연이 정신건강에 악영향을 주는 것 같지만 담배를 끊고 나면 장기적으로는 정신건강에 긍정적인 영향을 준다. 반대로 술, 담배, 마약 등 모든 보상기전이 작용하는 중독은 정신건강에 악영향을 준다.

12. 금연 초반의 감정은 이별, 우울삽화, 우울증처럼 우울한 기분, 의욕저하 등이 발생할 수 있다. 이는 니코틴 수용체가 자꾸 니코틴을 달라고 애원하는 현상 때문이다. 내 인생에 행복함이 없어진 듯한 기분이 영원히 계속될 것 같지만 이별처럼 시간이 지나면서 점차 우울감은 옅어지며 일상의 기쁨을 다시 느끼게 된다. 담배는 당신의 친구도 아니며 위안을 주는 존재도 아니다. 담배를 돌아갈 수 없는 애인으로 생각하자. 담배는 당신을 흡연 중독자로 만드는 악마일 뿐이다.

13. 금연을 하면 체중이 급격히 많이 증가한다고 두려워하는 사람이 있는데 실제 연구결과 평균 2~3kg으로 체중 변화는 크지 않으며 2~3kg의 체중 증가는 실제로 운동이나 식습관 조절로 감량할 수 있는 수준이다. 과자나 사탕 등 고열량의 음식보다 육포, 견과류, 다크초콜릿 등 저칼로리 음식을 먹도록 하자.

14. 달리기, 자전거 타기, 수영 등의 유산소 운동을 꼭 하자. 필라테스와 요가도 좋다. 운동은 흡연 욕구를 떨어트리며 금연으로 인하여 우리 몸이 긍정적으로 변하고 있다는 것을 확인할 수 있는 좋은 방법이다. 운동은 냉수 마시기와 양치질

과 함께 가장 강력한 흡연 욕구 억제행동이다. 강한 강도보다는 부담 없는 강도로 꾸준하게 하도록 하자. 운동은 금단증상 중 하나인 불면을 완화시키는 가장 좋은 방법이다.

15. 금연 72시간이 넘었다면 당신은 담배를 구입할 수 없으며 담배, 라이터, 흡연구역 없는 곳에서 비흡연자로 살아가야 한다고 다짐하자. 과거의 습관을 버리고 새 습관으로 대체하고 마치 처음부터 담배를 안 피운 사람처럼 행동하고 지내도록 하자.

16. 혼자 하는 금연 시도가 반복적으로 실패할 시에는 보건소의 도움을 받자. 금연을 해보고 싶으나 금연 시도가 도저히 자신 없는 사람도 보건소를 방문해보자.

17. 담배는 마약이다.

To. _____

* 본인이 느끼는 금연의 장점을 적어보자.

_____
_____

* 금연의 다짐을 다시 한번 적어보자.

_____
_____

* 금연을 하면 좋아할 사람을 적어보자.

_____
_____

* 지금까지 금연 도전 횟수를 적어보자.

_____

Date. _____ 년 _____ 월 _____ 일
_____ 시 _____ 분

PART 3

레벨업 금연법

레벨업 금연법을 시작하기 앞서서 기존에 많이 하는 금연법 두 가지 콜드터키법, 혐오법에 대하여 살펴보도록 하자. 본인에게 맞는 금연법은 개인마다 다르니 참고해보자.

콜드터키법

언제부터 이런 표현을 사용했는지 명확하지 않지만 1921년 캐나다 일간지 〈데일리콜로니스트〉에서 사용한 것을 시작으로 통용되었다. 마약, 술, 담배 등 중독물질을 끊을 때 사용하는 용어로서의 콜드터키는 두 가지 설이 있는데 첫 번째는 마약중독자들이 마약을 끊고 금단증상을 겪을 때 얼굴이 창백해지고 피부가 오돌토돌 올라오고 오한이 생기는 것이 마치 요리하기 전의 냉동 칠면조 같다 해서 붙여졌고, 두 번째는 준비 시간이 거의 필요 없는 차가운 칠면조 고기를 표현, 즉 재활이나 보조제 등의 준비 없이 의지와 정신력으로 바로 끊는 것을 말한다.

구어적인 표현으로는 경제학적으로는 중앙은행이 예고 없이 긴축정책을 하는 것을 콜드터키라고 표현하기도 하며, '노

골적이다'라는 표현으로도 쓰인다.

(예시문)

Tell Me cold turkey.
돌려 말하지 말고 직설적으로 솔직히 말해봐.

옥스퍼드 대학의 2016년 연구를 따르면 한 번에 끊는 콜드터키법이 단계적 금연법보다 성공 확률이 10% 더 높다는 연구결과가 있다. 메이요클리닉의 연구에서는 콜드터키법이 금연 후 6개월 동안 유지 성공률은 5% 정도밖에 되지 않는다는 보고가 있다. 영국의 금연서비스 센터의 연구에서는 콜드터키법이 단계적 금연법보다 첫 4주 금연 성공률은 높으나 이후 6개월 금연 유지율은 낮다고 발표하였다.

콜드터키법의 장점

금연보조제 없이 단번에 끊기 때문에 금연 성공 시 금연껌이나 니코틴 패치 등 다른 금연보조제에 중독되는 걸 막을 수 있으며, 금단증상이 강하게 나타날 수 있으나 금단증상의 기간이 짧다.

콜드터키법의 단점

금연의 난이도가 높게 느껴질 수 있다. 콜드터키법 실패 시 다음 도전에 대한 두려움이 생길 수 있고, 재도전할 경우 실패할 확률이 더 높아진다. 충격적인 일이나 자극적인 일이 발생하는 경우가 아니면 시작이 쉽지 않다.

콜드터키법의 예

a. 필자가 대학교 때 신경외과 의대 교수님이 강의 중에 하루는 본인이 금연한 것을 자랑하셨다.

"난 이걸 끊어야겠다고 생각한 순간 주머니에서 담배를 꺼내서 다 부러트린 후 쓰레기통에 넣고 정신력으로만 지금까지 단 한 대도 피지 않았지."

b. 딸아이가 아빠에게 "아빠, 입에서 쓰레기 냄새가 나"라는 말을 듣고 충격받은 후 그날 저녁 담배 다섯 개비를 줄담배를 피우고 나서 담배를 버린 후 금연한 것!

c. 조훈현 9단이 이창호 9단에게 계속 져서 타이틀을 뺏긴 후 담배를 한칼에 끊고 등산으로 체력을 다진 후에 2002년에 49세의 나이로 삼성화재배를 우승한 일!

필자는 콜드터키법을 시도했다가 실패한 사람으로서 콜드터키법으로 금연 성공한 강한 의지력을 가진 분들에게 진심으로 박수쳐 드리고 싶다.

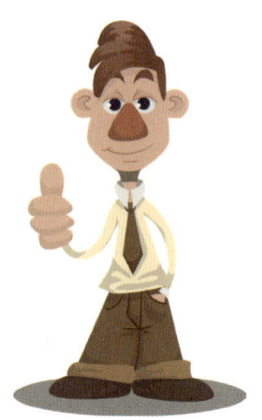

혐오법

혐오법은 말 그대로 담배를 혐오하게 만들어서 금연하는 방법이다.

혐오법은
⇨ 혐오자극(시각, 청각, 후각, 촉각을 모두 동원할수록 좋다)
⇨ 혐오반응(두통, 구역질, 메스꺼움, 토함)
⇨ 혐오를 피하기 위한 행동(금연)으로
이어지게 하는 방법이다.

혐오자극으로 활용될 수 있는 예시를 살펴보자.

a. 폐암환자의 폐사진

b. 폐암환자가 중환자실에서 산소호흡기를 차고 누워 있는 사진이나 동영상

c. 후두암에 걸린 흡연자의 목소리를 들려주는 동영상

d. 오래된 디젤자동차의 매연 냄새

e. 상한 우유를 개봉했을 때의 냄새

f. 상한 우유가 상한지 모르고 한 모금 마셨을 때의 맛

g. 남자의 경우 훈련소에서 맡았던 화생방 가스 냄새와 매운 느낌

h. 연탄연기를 맡았을 때의 냄새와 머리가 무거운 느낌

i. 과거의 과음이나 과식 후 담배를 연달아 피우면서 토한 경험

금연 시작 날을 정하고 1주일 전부터 담배를 피울 때마다 담배를 천천히 깊숙이 피우면서 위의 혐오자극들을 상상하자. 눈을 감고 상상하면서 담배를 피우면 효과가 더 좋다. 매일 혐오자극을 강화하는 훈련을 해서 금연 시작 하루나 이틀 전에는 담배를 피우면서 구역질이나 메스꺼움, 실제로 토하거나 토하기 직전까지의 느낌이 생기는 것이 좋다.

혐오법의 장점

담배 피우고 싶은 욕구가 생길 때 혐오자극을 주어 금연 유지에도 도움이 된다. 다른 금연법과 함께 사용할 수 있다. 도구나 보조제가 필요 없이 경제적이다.

혐오법의 단점

혐오법을 사용하면서 빠른 시간 내에 금연을 시작하지 않으면 혐오자극이 익숙해지면서 효과가 떨어진다.

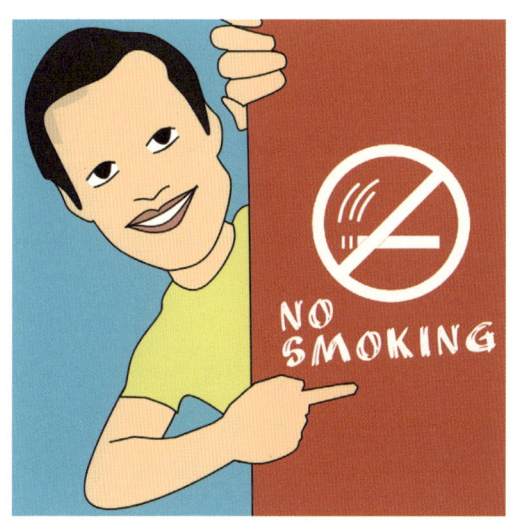

담배를 끊지 못했던 이유들

    정신력으로 50시간 금연하고 실패한 후에 곰곰이 생각해보니 정신력 하나만으로 금연을 유지하고 버틴다는 게 힘들다는 것을 알게 되었다. 그리고 금연에 실패하더라도 계속 시도하고 반복하다 보면 금연에 대한 나만의 노하우가 생긴다는 것을 알게 되었다. 내가 콜드터키법으로 금연에 실패한 이유를 한번 살펴보면 다음과 같다.

  1. 금연 12시간이 지난 후 발생하는 우울감과 무기력감을 어떻게 대처해야 할지 몰랐다.
  2. 이 우울감과 무기력감이 계속 지속될 것이라는 막연한 불안감이 있었다.
  3. 우울감과 무기력감 때문에 활동을 하지 않고 쇼파나 침

대에 누워 있거나 하는 시간이 많았으며, 활동을 하지 않으니 담배 생각이 더 많이 간절하게 났었다.

4. 금연을 하면 안 좋은 일이 발생할 것 같은 초조함이 생겼다.

5. 도파민 자극 때문인지 금연하는 기간 동안 평소에 안 먹던 술을 자주 먹었다. 술을 마시고 나면 담배를 참는 게 더 힘들어졌다.

6. 정신력으로만 금연을 하려고 하니 금연 자체가 고문처럼 느껴지고, 금연하면서 보내는 시간이 고통의 시간이 되었다.

7. 퇴근 후 집에서 잠을 잘 때까지 담배를 참는 것이 힘들었고, 자다가 중간에 잠이 깨면 또 담배를 참기가 힘들어서 괴로워하다가 숙면을 못했었다. 이런 수면의 질과 관련된 부분에서 해결책을 찾지를 못했다.

8. 금연 기간 초기에 담배를 피우고 있는 흡연자들을 부러워했었다.

9. 담배를 다시 피우기 위해 여러 가지 핑계를 만들어 자기합리화를 반복적으로 시도했다.

10. 금연으로 인한 스트레스도 너무 싫었고, 담배를 피우는 것도 너무 싫어서 끊고 싶지만 담배를 못 끊는 스스로가 혐오스러워졌고, 나는 담배를 피우지도, 끊지도 못하는 상황에서 스트레스를 영원히 받을 것처럼 생각되어졌다.

레벨업 금연법의 정의와 장점

몇 번의 금연 실패 후 금연을 시도하기 전에 담배를 참아보는 연습을 금연 전 단계적으로 미리 해보기로 했다. 이 방법의 이름을 나는 '레벨업 금연법'이라고 부르기로 했다.

담배를 피우고 싶은 상황을 10가지로 나누어서 담배를 참기 힘든 순서대로 레벨 1, 레벨 2, 레벨 3으로 분류하여 담배 피우고 싶은 상황이 발생했을 때 흡연을 참아보기로 했다. 보통 뇌에서 담배를 피우고 싶다는 욕구가 생긴 후 3분이 지나면 강렬한 욕구가 지나므로 참는 시간을 최소한 10분 이상으로 한다. 레벨업 금연법 항목에서 흡연을 참았을 시 스스로에게 작은 보상을 해준다. 그나마 참을 만한 레벨 1, 레벨 2 단계에서 담배를 참는 것이 반복적으로 가능하면 레벨 3 상황은 금연을 시작하면서 참는 것으로 한다. 금연에 도전했다가 실패해도 레벨 1단계, 레벨 2단계 상황에서의 흡연을 자제하며 두 달 내로 금연을 재도전한다.

레벨업 금연법은 습관을 바꾸는 것이 포인트다. 대부분의 흡연자는 담배가 맛있어서 피우는 것이 아니라 특정한 상황에서 담배를 피우는 것이 습관화되어 있다. 니코틴 중독자이기 때문에 생기는 이 습관을 끊어내지 않으면 금연을 유지하기 어렵다. 담배 피우는 습관을 끊어내는 연습을 미리 하는 것이 레벨업 금연법이다.

레벨업 금연법의 장점

1. 흡연은 습관이므로 이미 조건화된 습관을 끊어내는 연습을 하기 위한 것이다.

2. 금단증상을 미리 약하게 경험함으로써 무방비로 다가오는 강한 금연 욕구를 대처하는 방법을 스스로 익힌다.

3. 금연에 실패해도 흡연양을 줄일 수가 있으며, 조금 더 깨끗한 흡연 습관을 가지게 된다.

4. 금연에 실패해도 재도전에 부담이 없으며, 반복적으로 금연 시도를 할 수 있게 한다.

5. 작은 성공에 대한 스스로의 보상은 뿌듯함과 자신감을 비롯한 긍정적인 강화를 촉진하며, 금연이 결코 어려운 것이

아님을 알게 해준다.

6. 콜드터키법이 맞지 않고 단계적 금연법이 맞는 사람에게 사용할 수 있는 구체적 방법이다.

평생 금연은 생각해보지도 못할 만큼 금연이 두렵고 불가능할 것이라고 생각했던 22년간 흡연자인 필자도 성공한 방법이므로 한번 도전해보길 바란다. 레벨업 금연법을 한다고 해서 또는 했다가 실패한다고 해서 안 좋은 일이 생긴다거나 돈이 들거나 하지 않는다. 타인에게 이야기할 필요도 없다. 비밀놀이처럼 혼자 몰래 도전해보고 안 되면 다음에 또 해보면 된다. 하다 보면 담배를 안 피우고 참는 행위가 "꽤" 괜찮은 행동임을 조금씩 느끼게 될 것이다. 내가 도와줄 테니 책을 끝까지 읽도록 하자.

47

레벨업 금연법의 항목

다음과 같이 레벨업 금연법의 항목을 1번에서 10번까지 적어보았다. 당신이 흡연하면서 가장 참기 쉬운 항목을 레벨 1이라고 적어보고, 가장 참기 힘든 항목을 레벨 3이라고 적어보자. 총 10가지 문항이므로 (3, 4, 3), (4, 3, 3), (3, 3, 4)와 같이 각각의 레벨을 세 개 또는 네 개로 선택하자.

1. 자동차 안에서 (운전할 때) 담배를 피운다. (   )
2. 대변을 보거나 대변 보기 직전에 담배를 피운다. (   )
3. 식사 직후에 담배를 피운다. (   )
4. 운동을 하는 도중에 담배를 피운다. (   )
5. 자다가 중간에 깼을 때 담배를 피운다. (   )
6. 자기 전 밤에 마지막 담배를 피운다. (   )

7. 아침 기상 후 첫 담배를 피운다. (   )

8. 화가 나고 스트레스를 받을 때 담배를 피운다. (   )

9. 술 마실 때 담배를 피운다. (   )

10. 8시간을 담배 안 피우고 참아본다. (   )

체크했다면 항목번호를 순서대로 적어보자.

가장 참기 쉬운   LV 1 - (   )

                        LV 2 - (   )

가장 참기 어려운   LV 3 - (   )

다 적었으면 필자와 비교해보자.

나는 그나마 가장 참기 쉬운 레벨 1은

1. 자동차 안에서(운전할 때)

4. 운동할 때

5. 자다가 깼을 때

10. 8시간 참아보기를 선택했으며

레벨 2는

2. 대변 볼 때

6. 자기 전 마지막 담배

9. 술을 마실 때

가장 참기 힘든 레벨 3은
3. 식사 후에
7. 아침 첫 담배
8. 화가 나고 스트레스받을 때

이와 같이 정하였다. 나는 이 담배를 참기 힘든 10가지 상황을 흡연자 지인 20명에게 독자와 똑같이 레벨 순서를 세 가지나 네 가지 항목으로 정해달라고 하였다. 개원의로 지내면서 많은 표본을 모아서 할 수 있는 시간 및 인원수가 부족했다. 다른 사람은 어떻게 생각하나 정도로 보면 되겠다. 나는 이 질문을 흡연자 지인들에게 물어보면서 대부분 나와 비슷할 것이라고 생각했는데 결과는 생각보다 차이가 컸다. 흡연의 상황에 대해서도 개인 차이가 있었다.

20명을 대상으로 통계를 내본 결과
가장 참기 쉬운 상황인 LV 1은
4. 운동할 때
6. 자기 전 마지막 담배

5. 자다가 깼을 때

10. 8시간 참아보기

레벨 2는

1. 자동차 안에서(운전할 때)

2. 대변 볼 때

7. 아침 첫 담배

이렇게 결과가 나왔다. 필자는 금연을 시도하면서도 번번이 실패했을 때가 아침 첫 담배 때문이었다. 아침 첫 담배가 필자는 가장 참기 힘든 상황이었으나 의외로 같은 상황이 힘들다는 사람은 20명 중에 3명밖에 되지 않았다. 나는 흡연자였음에도 담배를 끊기 1년 전부터 차 안에서는 담배를 피우지 않았는데 자동차 안에서 담배를 피우는 것을 LV 2로 선택한 사람이 아침 첫 담배 피우는 것을 LV 2로 선택한 사람과 10명으로 동일했다. 흡연자들 중에는 자동차 안에서 담배를 피우는 사람이 많은 것 같다.

흡연자들이 가장 참기 힘든 LV 3은

3. 식사 후

8. 화가 나거나 스트레스받을 때

9. 술 마실 때

　식후땡이라고 표현하는 식후 흡연이 흡연자들에게는 얼마나 큰 습관인지 보여준다. 식사 후의 담배를 LV 3으로 생각한 사람은 20명 중에 18명으로 압도적이었다. 화가 나거나 스트레스를 받을 때 16표를 능가하는 수치다. 술 마실 때를 LV 3으로 생각한 사람은 12명으로 많다. 재미있는 건 술 마시는 상황을 LV 1로 정한 사람이 무려 20명 중에 5명이나 된다는 것이다. 술 마실 때 담배를 참을 수 있다는 사람이 25%가 된다니 의외의 결과였다.

　표로 살펴보면 다음과 같다. 각각 개인이 생각할 때 레벨 1이 많을수록 흡연을 참기 쉬운 항목이고, 레벨 3이 많을수록 흡연을 참기 힘든 항목이다. 각각의 항목에 대하여 살펴보기로 하자.

	구분	level 1	level 2	level 3
1	자동차 안에서 (운전할 때)	8	10	2
2	대변 볼 때	12	3	5
3	식사 후에	0	2	18
4	운동할 때	13	6	1
5	자다가 깼을 때	14	4	2
6	자기 전에 마지막 담배	8	12	0
7	아침 첫 담배	7	10	3
8	화가 나고 스트레스받을 때	0	4	16
9	술 마실 때	5	3	12
10	8시간 참아보기	10	8	2

레벨 1 운동할 때

젊을 때부터 여러 운동을 하면서 본 흡연자들을 보면 대부분 비슷했다. 축구할 때는 전반전이 끝나면 모여서 담배를 피우고 후반전을 시작했고, 탁구나 테니스를 하면 한 세트나 두 세트가 끝나고 담배를 피웠다. 스노우보드나 스키를 탈 때는 슬로프를 세 번 정도 내려오면 흡연구역으로 가서 담배를 피웠다. 내가 경험해본 스포츠 중 가장 담배를 많이 피우는 스포츠를 고르라고 한다면 단연 당구와 골프다.

당구는 체인스모킹(줄담배)을 하며 입에 물고 피우는 경우가 많으며, 골프는 보통 두세 홀마다 피는 것이 평균적이다. 심지어 매 홀마다 담배 피우는 사람도 있다. 내기를 하는 경우에는 흡연량이 훨씬 더 증가한다. 당구 세 시간, 골프 라운딩 다섯 시간이면 반 갑에서 한 갑까지 담배가 순식간에 사라지는 경우를 본 적이 많다.

담배를 피우면 집중력이 올라가서 당구나 골프를 더 잘 칠 것 같지만 그것은 착각이다. 당신의 당구 다마수와 골프 핸디는 정해져 있다. 실력만큼 치게 된다. 담배가 운동능력에 악영향을 미치는 것은 과학적으로 증명되었다. 야외서 운동을 할 때는 흡연은 하지 말고 깊은 숨을 들이마시면서 맑은 공기를 느껴보자.

흡연 욕구는 3분이면 지나간다. 대부분 단체운동은 쉬는 시간에 흡연자들끼리 모여서 담배를 피우는데 "난 조금 있다가 운동 끝나고 필게"라고 말하고 물을 마시면서 한 타임만 넘겨보자. 나도 흡연자 시절에 골프를 칠 때 비흡연자와 라운딩을 가도 중간중간 멀찍이 떨어져서 흡연을 했었는데 어느 날 비흡연자와 골프를 칠 때 혼자만 담배 피우는 것이 민폐인 것 같아 골프 치기 직전과 끝나고 담배를 피우고 라운딩하는 다섯 시간 동안은 담배를 피우지 않고 참아보았는데 그 시간이 아주 좋았다.

문득문득 담배를 피우고 싶은 욕구가 생겼지만 운동을 하면 금새 흡연 욕구가 사라지곤 했었다. 평소에 골프 칠 때 담배를 많이 피워서 맑은 공기 속에서도 머리가 무겁고 목이 아파 가래침을 뱉곤 했었는데 담배를 피우지 않으니 풀내음도 더 잘 느껴지고 운동 자체가 더 즐거워졌다.

　이후로는 달리기를 포함한 다른 운동을 할 때 흡연자였음에도 운동하는 중에는 담배를 안 피우게 되었다. 운동하는 동안은 운동에 집중하면 담배 생각을 넘어갈 수 있다. 금연 초반에는 내기 있는 스포츠를 피하도록 하고, 당구장은 실내에서도 담배를 피우는 경우가 많기 때문에 피하도록 한다. 금연을 마음먹고 있는 당신, 운동하는 시간만큼은 담배 피우는 것을 쉬어볼 수 있지 않을까.

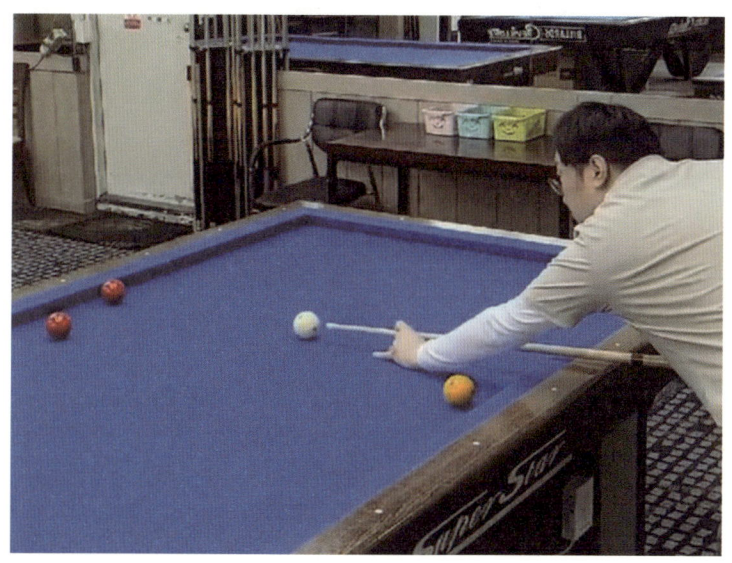

당구 치는 이 원장

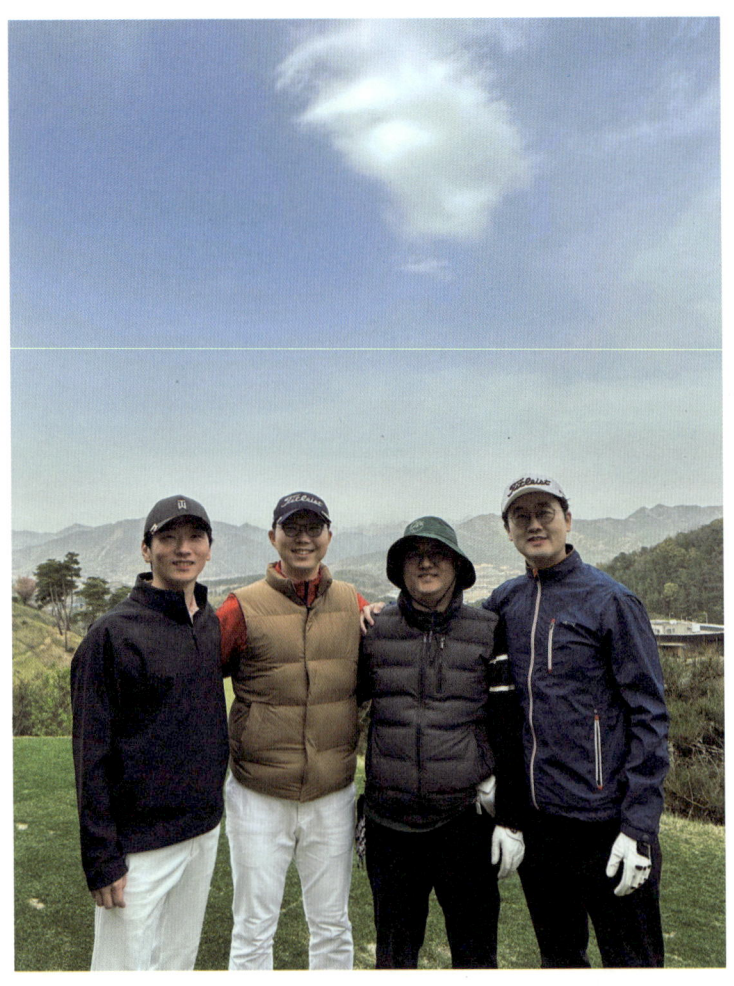

대학 동기와 라운딩

레벨 1 자다가 깼을 때

밤에 잠이 들면 아침에 일어나야 하는데 3시나 4시쯤에 잠이 깬 적이 있을 것이다. 바로 다시 잠들어야 하는데 소변이 마려워 화장실을 다녀오거나 핸드폰을 잠깐 보는 순간 잠이 깨는 경우가 있다. 이때 흡연자는 '나가서 담배 한 대 피우고 올까?'라는 생각이 든다.

집에서 피우는 사람의 경우 베란다나 화장실에서 담배를 피울 것이고, 요즘에는 집에서 피우는 사람이 많지 않기 때문에 나가서 피우고 오기도 한다. 담배를 피우는 순간 다시 잠들기는 더 어려워진다. 담배는 각성제이기 때문이다. 특히 겨울에 잠옷바람에 패딩이나 점퍼를 입고 밖으로 나가서 담배를 피우고 오면 그나마 졸렸던 정신은 순간 잠이 다 깬 것처럼 말똥말똥해진다.

당신은 내일의 일정을 위해 잠을 더 자야 한다. 자려고 누워서 한 시간이 지나도 잠들지 못하면 다시 니코틴 수용체가 귓속말로 "한 시간 다 돼가니 나가서 한 대 더 피우고 와"라고 속삭인다. 다시 겉옷을 주섬주섬 입고 나가서 핸드폰을 보면서 담배를 피운다. 별로 한 게 없는 것 같은데 15분, 20분이 지나간다.

이런 상황은 흡연자에게 종종 있는 상황이다. 이런 상황이 금연 72시간 이내인 금연 수행자 시기에 발생하면 금연 대위기가 오기도 한다. 자다 깨서 담배를 피우고 싶은데 담배를 피울 수 없고, 잠도 다시 안 오고, 초조해지고 이불을 움켜쥐며 정신력으로 담배를 참고 있는 동안 시간은 계속 흘러간다.

수면은 정신건강과 컨디션에 매우 중요하다. 금연 기간 동안 불면증에 시달리거나 컨디션이 자꾸 떨어지면 이렇게 힘들 바에 '담배 피우고 잘 자고 컨디션을 유지하는 것이 낫지!'라는 잘못된 생각을 가질 수 있다. 일단 자다가 깨면 바로 일어나지 않고 눈을 감고 잠시 있어 본다. 시계를 보지 않는다. 시계를 보는 것은 잠에서 깼을 때 도움이 되지 않는다.

시계를 반복해서 보면 '내가 몇 분 동안 못 잤구나. 빨리 다시 자야 되는데…'라는 생각에 초조해지면서 잠이 더 오지 않을 수 있다. 초조해지면 담배 생각이 난다. 목이 말라 물을 마서야 하는 경우에는 찬물보다 미지근한 물이 좋다.

금연 수행자 기간에 잠이 깼는데 계속 담배 생각이 날 경우에는 잠이 잘 오는 음악이나 유튜브, 팟캐스트를 듣거나 오디오북을 들으며 담배 생각을 환기시키고 잠을 청해본다. 잠에 예민한 사람 중에 백색소음이 수면에 도움이 되는 사람들이 종종 있다. 영국 온라인 시장조사업체 원폴닷컴이 조사한 결과에 따르면 2,000명 중 26%가 백색소음을 잎면 시나 중간에 잠에서 깼을 때 듣는다고 조사됐으며, 이중 1등은 빗소리(40%), 2등은 음악(36%), 3등은 선풍기 소리(24%), 4등은 바람 소리(21%), 5등은 오디오북(16%) 등으로 기록되었다. 자다가 중간에 깨면 담배를 피우고 싶은 욕구가 생기지만 담배를 피우러 밖으로 나가지 않고 눈 감고 가만히 있으면 잠들게 된다.

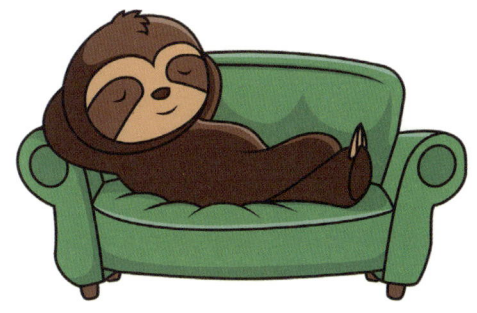

레벨 1 자기 전 마지막 담배

    니코틴 중독자인 흡연자는 하루의 시작과 마무리를 담배로 한다. 하루의 일과를 마무리하고 침대에 눕기 전에 담배를 피운다. 그러다가 잠을 못 드는 경우에는 "잠이 안 오네." 하면서 다시 담배를 피우고 오기도 한다. 그래서 사실 마지막 담배의 정의는 불분명하다. 자기 직전에 피우는 담배가 마지막 담배이기 때문이다.

    저녁을 먹고 담배를 피운 다음 집에 들어와서 잠을 자기 전까지 담배를 한번 참아보자. 금연이 시작되기 전에는 마지막 담배의 정의가 불분명하지만 금연이 시작되고 나서는 명확해진다. 저녁에 집에 들어와서 잠이 들 때의 시간 동안 금연을 유지하는 것이라고 생각하면 된다.

    나는 금연 수행자로의 첫 3일 동안 평소보다 일찍 잤다. 잠들지 않는 밤 시간 동안 흡연하고 싶은 욕구가 계속 올라왔으므로 다른 집중할 만한 것을 하며 시간을 보냈다. 운동을 해서 몸을 피곤하게 만들고, 시간을 보내기 위해서 컴퓨터 게임도 간간이 했다. (승패가 있는 온라인 게임은 좋지 않다. 자꾸 패배하면 화가 나서 담배 생각이 난다)

그리고 잠들 시간이 되면 책과 냉수, 견과류를 침대 옆에 두었다. 평소에는 자기 전에 핸드폰이나 패드를 봤었는데 금연 초반에는 책을 많이 읽었다. 운동으로 몸을 피곤하게 만들고, 누워서 독서를 하다 보면 나도 모르게 잠드는 경우가 많았다. 자야 할 시간에 잠이 오지 않으면 책을 읽기 전에 위스키를 소량 마셨다.

입면 직전이나 중간에 잠에서 깼을 때 흡연 욕구가 생기면 근처에 둔 물이나 견과류를 먹었다. 금연 초반에는 약속을 잡지 않고, 저녁 식사 후 운동을 한 시간 하고 샤워하고 나서 게임을 하거나 드라마를 보고 자기 전에 독서를 하고 잠드는 규칙적인 생활을 평일 내내 유지하려고 노력했다. 퇴근하고 잠잘 때까지 4~5개비의 담배를 피우던 생활을 담배 없는 생활습관으로 대체하였다. 담배 생각이 안 나게 집중할 수 있거나 좋아하는 활동을 하다가 바로 잠드는 것이 포인트이다.

레벨 1 8시간 참아보기

    8시간 동안 밥을 먹을 수도 있고, 화장실에 대변을 보러 갈 수도 있는데 설문에 답한 스무 명 중 대부분이 8시간은 참을 수 있을 것 같다고 레벨 1로 선택했다. 몇 명은 비행기를 장시간 탈 때 참아봤다고 이야기했다. 흡연자는 평소에는 두 시간은커녕 한 시간도 참지 못하는 담배를 10시간이 넘는 장거리 비행을 할 때는 잘 참는다. 규칙과 통제에 의해 본능을 참는 것이다.

    식후 흡연이 레벨 3이지만 8시간 담배를 참는 것이 레벨 1이라는 것은 흡연이 습관임을 보여준다. 장거리 비행기를 탔을 때 주변을 둘러보면 담배를 못 핀다고 초조해하는 사람은 없다. 다들 영화를 보거나 책을 읽거나 잠을 자거나 하며 기내식을 먹고 나서 몰래 담배를 피운다거나 비행기 화장실에서 대변을 보면서 담배를 피우는 사람도 없다.

생각해보자. 당신은 비행하는 동안 담배를 장시간 피우지 않아도 아무런 문제가 발생하지 않았다. 장거리 비행기를 타고 여행을 간다고 금연껌이나 니코틴 패치를 준비하지도 않는다. 이는 당신이 담배가 없어도 아무런 문제 없이 살아갈 수 있다는 것을 증명하는 것이며, 당신이 니코틴 중독자로서 세뇌에 걸려 습관적으로 담배를 피운다는 것을 의미한다. 비행기를 탄 흡연자 모두가 담배를 참고 있듯이 누구나 금연을 할 수 있다.

물론 비행기가 공항에 내리자마자 당신은 흡연구역으로 달려가서 바로 한 대를 피울 것이다. 비행이 끝나면 담배를 피울 수 있다는 생각에 초조해지지 않는 것이지만 어쨌든 당신은 아무런 보조제 없이 장시간 담배를 피우지 않을 수 있다는 것은 증명이 되었다.

나는 병원에서 일을 하면서 장시간 담배를 피우지 않는 것에 꽤 익숙해져 있는 상태였다. 내가 봉직의로 근무하던 병원은 점심 시간이 없는 병원도 있어서 출근하고 퇴근할 때까지 담배를 피울 수가 없었다. 그러나 하나도 힘들지 않았던 것 같다. 시술하면서 집중하는 시간 동안 담배 생각은 전혀 나지 않았다. 금단증상이 허구가 아닐까 하는 생각이 들 정도로 괜찮았다.

담배 생각은 퇴근 두 시간 전부터 나기 시작했다. 퇴근하고 밖으로 나와서 담배를 피우면 정말 맛있겠다는 생각을 하게 되었고, 실제로 10시간 이상을 흡연하지 않다가 피우는 담배의 맛은 매우 달콤하다고 생각하면서 담배를 피웠던 것 같다. 담배가 달달한 초콜릿이나 사탕도 아닌 이상한 맛인데 달콤하다고 생각하다니 니코틴 세뇌의 힘이 이렇게나 강한 것이다.

지금 생각해보면 이때가 금연하기 좋은 시기였던 거 같다. 이때 금연을 했더라면 10년 전에 금연을 했을 텐데 그 당시에는 금연할 생각이 조금도 없었고, 금연의 필요성 또한 느끼지 못했다. 오히려 평일 낮에는 피우지 않고, 퇴근 후 그리고 주말에만 담배를 마음대로 피우는, 즉 평일에는 라이트 스모커, 주말에는 헤비 스모커가 이상적인 흡연자라고 스스로 생각하면서 흡연자로 살아갔다. 대단한 착각이었다.

개원 이후에도 출근 후 점심 시간에만 흡연을 하고 8시간을 담배를 피우지 않고 참으면서 지내왔기 때문에 어느 정도 담배를 참는 것에 훈련이 되었던 것 아닌가 싶다. 몇 시간을 참는다고 금연이 시작되는 것은 아니지만 막상 마음먹고 금연을 할 때 담배를 참아본 경험은 큰 도움이 된다. 8시간은 하루의

3분의 1인 긴 시간이다. 잠을 6시간에서 8시간 잔다고 가정했을 때 잠자는 시간 외에 8시간을 두 번 참으면 24시간 금연이 된다.

입원을 했다던가 비행기를 탔다던가 군대 훈련소에 입소했다던가 부득이한 상황에서 담배를 참아야 하는 상황이 오면 상황이 해제되어도 최대한 시간을 끌면서 버텨보자. 금연을 연습하는 좋은 시간이 될 것이며, 자신감도 생길 것이다. 이때 금연을 도전해보면 더더욱 좋다.

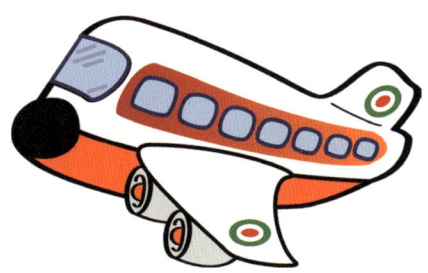

레벨 2 운전할 때

차에서 담배를 피우는 건 마치 훈련병 때 했던 화생방 훈련을 스스로 다시 하는 것과 같다. 내가 어릴 때만 해도 운전자가 자동차 창문을 열고 담뱃재를 터는 모습을 심심치 않게 볼 수 있었다. 또한 다 피운 담배꽁초를 창문 밖으로 투척하는 몰상식한 사람도 종종 있었다. 최근에는 창문을 내리고 담뱃재를 터는 사람이 많이 드물어진 것 같다.

중고차를 판매할 때도 흡연자의 차량이었는지, 비흡연자의 차량이었는지 물어보는 것이 대세가 되었다. 차 안에서 담배를 피우는 것은 본인의 자산을 갉아먹는 행위다. 당신이 금연에 성공한다면 창문을 내리고 담배를 피우는 사람들을 보면 안타깝게 생각하게 될 것이다.

흡연자의 차량에서 나는 담배 찌든 냄새는 결코 사라지지 않는다. 스팀 내부세차를 한다 해도 순간일 뿐이고, 담배를 차에서 피우지 않는 한 담배 냄새는 빠지지 않는다. 젊었을 적 데이트를 하기 위해서 차에 방향제를 뿌리고, 차 내부에 묻은 담뱃재를 물티슈로 닦아본 경험이 있지 않은가? 차문을 열고 운전석에 앉았을 때 나는 담배연기가 좋았던 적은 없었을 것이다.

내 아내는 담배 냄새 때문에 내 차를 운전하지 않았다. 옷에 담배 냄새가 밴다고 했었다. 아이가 있는 아빠라면 담배 냄새를 아이들이 맡는 것이 옳지 않다는 것은 알고 있을 것이다. 나는 26살부터 차를 4번 바꿨는데 세 번째 차까지는 차에서 담배를 피웠었고, 4번째 지금 타고 있는 차부터 흡연자였음에도 차 안에서 담배를 피우지 않았다. 차 안이 지저분하다는 이야기를 차를 구매하고 평생 어머니께 들었는데 지금은 차가 너무 깨끗하다고 칭찬을 받는다. 차 안에서 담배를 피우지 않으면 가래침을 뱉을 휴지도, 담뱃재를 닦을 물티슈도 필요하지 않다. 또한 담배꽁초를 담아둘 종이컵이나 물병, 재떨이도 필요하지 않기 때문에 차량을 깨끗하게 관리할 수 있다.

내 친한 동생은 금연조차 시도하지 않는 체인 스모커지만 차량을 바꾼 후 차에서는 담배를 피우지 않는다. 차에서 담배를 피우지 않는 것은 습관 교정만으로도 바꿀 수 있다. 우리가

1시간, 2시간 정도는 담배를 참을 수 있다. 운전 전에 담배를 피우고 목적지에 도착해서 담배를 피우더라도 차 안에서는 담배를 피우지 말자. 고속도로에서는 휴게소가 많기 때문에 굳이 흡연한다면 휴게소에서 내려서 담배를 피우고 차에서는 피지 말자.

담배를 차 안에서 피우는 행위를 하지 않으면 당신을 포함한 가족, 지인, 모두에게 이로운 일이 될 것이다. 레벨업 금연법 레벨 2단계로 당신이 습관을 길들인다면 금연에 더 다가올 수 있는 습관을 가지게 되는 것이다.

레벨 2 대변 볼 때

대변이 엄청 급한데 집에서 화장실에 바로 가지 않고 엘리베이터를 타거나 계단을 후다닥 내려와서 담배연기를 급하게 4~5모금 피운 후 대변이 나오기 직전이라 몸을 배배 꼬면서 대참사가 나기 전에 화장실로 달려간 적이 있는 경험이 흡연자는 분명히 있다. 이 이야기를 보고 씨익 웃는 분이 있을 것이다. 흡연자라면 누구나 경험해본 일이기 때문이다. 왜 꼭 나가서 담배를 피우고 화장실로 가야 하는지, 이 번거로운 행동을 왜 해야 하는지 이유는 누구도 모른다. 그냥 니코틴 때문에 세뇌된 습관 중 하나일 뿐이다. 나는 총각 때는 대부분 집 밖으로 나가서 담배를 피웠었는데 대변 볼 때만큼은 집 안 화장실에서 담배를 피웠다.

결혼하기 직전 아내의 부탁이 있는데 집에서는 절대 담배를 피우지 말아달라고 이야기했다. 아내가 집에서 담배를 피우지 못하게 한 이유는 다음과 같다.

1. 집에 담배 냄새가 배는 것이 싫다.
2. 아이가 신생아일 때부터 담배연기를 조금이라도 마시는 것이 싫다.

아내는 담배를 끊으라고 하지 않을 테니 집에서 절대 담배를 피우지 말라고 했다. 모두 당연한 이유이고 맞는 말이었다. 나는 이렇게 부탁하는 아내에게 이야기했다.

"난 담배를 피우지 않으면 대변을 시원하게 끝까지 볼 수가 없어. 정 그러면 아이 태어나기 전까지는 화장실에서 피울게."

내가 이런 말도 안 되는 이야기를 하다니! 아무리 이성적인 사람도 담배에 관해서는 비이성적인 생각을 하게 된다. 담배를 조금이라도 편하게 피우기 위해 말도 안 되는 자기합리화와 핑계를 만들기 때문이다. 나의 이런 말도 안 되는 제안은 아내에게 거절당했다.

사실 담배와 배변활동은 과학적으로 아무 관련이 없다. 실제로 담배를 피우지 않아서 변비가 생기는 사람이 있다면 담배가 아니라 병원에서 변비약을 처방받아서 먹는 것이 맞다.

대변을 보기 위해 담배를 피우는 것 자체가 세뇌된 흡연자들의 오래된 습관이다. 레벨업 금연법의 가장 중요한 포인트는 습관을 바꾸는 것이다. 담배 없이 배변활동을 해보자. 문제없이 잘 될 것이다. 생각해보면 학생 때나 흡연 전에도 담배 없이 배변활동을 하며 잘 살아왔다. 흡연자라고 대변 볼 때 담배를 꼭 피워야 하는 이유는 없다. 흡연과 관련된 당연하다고 생각되는 습관들을 고쳐나가 보자.

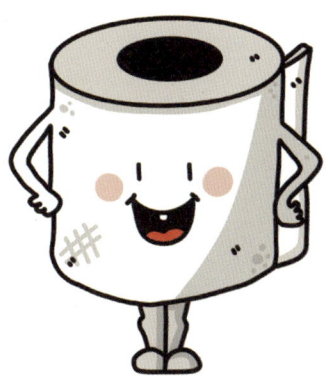

54
레벨 2 아침 첫 담배

나는 레벨업 금연법의 10가지 항목 중에 가장 참기 힘든 항목을 아침 첫 담배로 생각했다. 수면 시간이 담배를 피우지 않는 시간이므로 잠을 자고 일어나면 강한 흡연 욕구가 생기기 마련이다. 아침 첫 담배를 참는 것은 나에게는 레벨 3으로 선택할 만큼 힘든 항목이었지만 다른 사람들에게는 레벨 2로 선택되어졌다. 흡연의 욕구 강도도 개인차가 있음을 알 수 있다. 20명 중 레벨 3으로 아침 첫 담배를 선택한 사람은 3명이었으며, 레벨 2로 선택한 사람은 10명이었다. 나는 금연을 시작하고 일주일 정도는 아침에 일어나서 이불을 부둥켜안고 한 10분에서 20분을 "으으으~" 하며 괴로워했다. 나에게는 레벨 3이었기 때문에 미리 해보는 연습은 하지 않았고, 아침 첫 담배를 피우지 않는 행동을 금연을 시작하고 나서부터 했다. 보통 흡연자들은 아침에 일어나서 처음으로 담배 피우는 장소가 정해져 있다. 집 근처라던가 회사의 흡연구역, 또는 출근길 또는 출근 후 커피숍 근처의 어딘가 등에서 하루의 첫 시작을 담배와 함께하는 경우가 대부분이다.

금연 초반에 잠에서 깨어난 뒤 가만히 누워 있으면 계속 담배 생각이 머리를 치고 들어온다. 바로 일어나서 양치를 하고 냉수를 먹자. 그리고 출근하거나 등교하거나 하루의 첫 외출 때 평소에 흡연하던 장소를 꼭 피해서 가도록 한다. 금연을 하면서 가장 중요한 것은 습관을 바꾸는 것인데 습관을 바꾸기 위해서는 동선을 바꾸는 것이 중요하다.

평소에 흡연하던 장소를 금연 수행자 시기에 지나가게 되면 담배 생각이 강하게 날 수밖에 없다. 습관이 기억에 남아 있어서 기억이 흐려질 때까지 평소에 담배 피우는 장소를 피해 가는 것이 좋다. 나는 금연을 시작하고 원래 담배를 피웠던 병원 뒤의 공터 장소와 그 근처 편의점을 6개월 동안 가지 않았다. 장소의 환기로 담배 생각을 의식적이던, 무의식적이던 안 나게 하는 것이 중요하다.

필자는 병원으로 출근하면 병원은 흡연을 하지 않는 장소기 때문에 담배 생각이 덜 나므로 일어나면 양치하고 냉수 마시고 씻고 바로 병원으로 출근했다. 덕분에 금연을 시작하고 지금까지 습관화돼서 흡연 시절보다 출근을 30분 정도 일찍 하게 되었다. 또한 일에 집중하다 보면 담배 생각이 덜 나므로 아침 첫 담배를 참았으면 집 밖으로 나와서 일을 하건, 운동을 하건 장소를 한 번 환기시켜 주는 것이 좋다.

기상 후 아침 첫 담배는 금연을 시작하고 바로 다음날 아침에 찾아오는 위기이다. 반드시 극복해야 되는 상황이며, 도저히 참기 힘든 사람은 니코틴이 없는 금연보조제를 사용해보도록 하자.

레벨3 식사 후에

식후에 피우는 담배가 더 맛있다는 것은 세뇌된 흡연자의 망상일까? 아니면 과학적으로 입증된 팩트일까? 내가 물어본 20명 중에 식사 후에 흡연을 참기 힘들다는 사람은 18명으로 레벨업 금연법의 모든 항목 중 1등이었다.

식사 후 흡연이 평소 흡연보다 더 맛있게 느낀다는 과학적 사실이 입증된 것은 놀라운 일이다. 식사 후에는 음식에 있는 기름기가 혀를 코팅하는데 상대적으로 혀끝은 코팅이 덜 되는 부분이다. 이 혀끝이 담당하는 맛이 단맛이다. 이로 인하여 식사 후에 단맛은 더 강하게 느끼게 되고, 쓴맛은 덜 느끼게 된다.

담배에는 단맛을 내는 페릴라르틴이라는 성분이 있는데 이 성분이 침과 기름에 녹아서 단맛을 낸다. 식사 후에는 침의 분

비량이 늘어나 있는 상태고, 음식으로 인한 기름도 있기 때문에 담배의 단맛이 더 강하게 느껴지는 것이다. 물론 담배의 구성물질답게 페릴라르틴은 독성물질이다. 몸에 흡수가 많으면 많을수록 해롭다.

식사 후에 담배를 피우는 이유는 다음과 같다.
1. 담배의 페릴라르틴 성분이 기름에 녹는 양이 많아서 더 맛있게 느껴지기 때문이다.
2. 담배를 피우면 니코틴으로 인하여 위산이 증가하고 십이지장의 운동이 증가해서 소화가 잘 된다고 느끼기 때문이다. 그러나 담배는 소화성궤양의 원인이기도 하다.
3. 식사 시간 동안 흡입하지 못한 니코틴을 보충하려고 하는 욕구가 강하기 때문이다.
4. 식사 후 담배 피우는 것과 아침에 일어나자마자 담배를 피우는 것은 '국룰'이라고 표현할 정도로 가장 보편화된 흡연자들의 습관이다. 단체로 식사를 하고 나면 흡연자들은 꼭 모여서 담배를 피운다.

식사 후에 담배를 참는 것이 가장 힘들다는 사람이 20명 중에 18명으로 압도적으로 높은 것으로 볼 때, '식후땡'이라는 말은 그냥 나온 것이 아니었다. 레벨업 금연법의 항목 중에 흡연을 참기 힘든 상황 1위다. 그러나 나는 의외로 식후에 담배 피우는 것을 어렵지 않게 잘 참아왔다. 점심 시간이 따로 없는 병원에서 근무하면서 밥을 안 먹고 일은 할 수 없었으므로 점심 식사를 하고 담배를 피우지 않고 근무를 하는 기간이 1년이 넘었기 때문에 의외로 잘 참아냈다. 물론 주말에는 식사를 하고 담배를 꼭 피웠지만 말이다. 식사 후에 담배를 피우는 것은 강력한 습관의 고착화일 뿐 식사 후에 담배를 피우지 않는다고 문제가 생긴다거나 할 일이 전혀 없다.

식후에 담배를 피웠을 때 가장 맛있는 음식을 몇 가지 생각해보면 고기를 구워 먹거나 짜장이나 짬뽕 같은 음식을 먹거나 매운 음식을 먹을 때이다. 기름기가 많은 음식이거나 자극적인 음식을 먹고 나면 담배를 피우고 싶은 욕구가 강하게 생긴다. 흡연 욕구를 누를 수 있는 가장 좋은 방법은 바로 양치질을 하는 것이다. 입안이 텁텁하고 근질근질하면 흡연 욕구는 더 강해지므로 식사 후에 바로 양치를 하고 혓바닥도 깨끗이 닦아준다. 그리고 입을 깨끗이 헹구어 내고 냉수를 한 잔 마시면 흡연 욕구가 떨어진다.

나는 금연 초기에 항상 가방에 양치도구와 가글을 가지고 다니면서 외식을 할 때도 화장실에서 양치를 했다. 시간이 없거나 하면 가글을 하면서 음식 먹은 후의 흡연 욕구를 억제했다. 많은 사람들이 가장 참기 힘든 흡연 습관을 식사 후라고 했지만 막상 양치질과 냉수 마시기를 하면 식후땡은 의외로 쉽게 참을 수 있다.

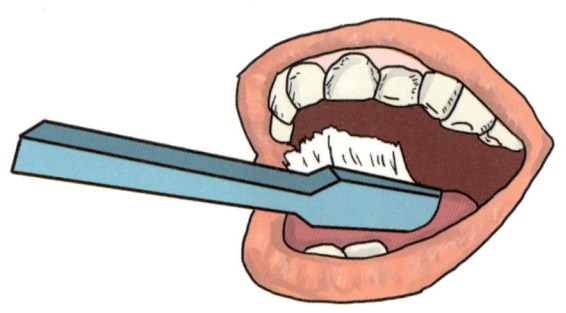

레벨3 술 마실 때

술 마실 때 흡연을 참기 힘들다는 사람은 20명 중에 12명이었다. 술 마실 때 흡연 욕구가 증가하는 것은 단지 습관일 뿐일까? 아니면 과학적인 근거가 있을까? 정답은 술 마실 때 흡연 욕구가 증가하는 것은 과학적인 근거가 있는 사실이다. 술 마실 때 흡연 욕구가 증가하는 근거를 살펴보면 다음과 같다.

1. 알코올 자체가 지용성 물질인 니코틴을 더 잘 녹여서 니코틴 흡수를 빠르게 한다.
2. 알코올이 니코틴 분해 속도를 빠르게 만들어 담배를 더 자주 피우고 싶게 만든다.
3. 알코올 자체도 도파민 분비를 자극하며 니코틴에 의한 도파민 자극을 강하게 만든다.

4. 술은 흡연 억제력을 약화시켜 흡연을 더욱 자주 하게 만든다.

한국건강진흥개발원과 보건복지부에 따르면 술과 흡연을 따로 할 때보다 같이했을 때 구강암, 인두암, 간세포암 등의 발병 확률이 높아지며, 특히 식도암의 경우에는 41배 정도 증가한다고 한다.

술자리에서 흡연자가 있으면 더욱 담배를 끊기가 힘들다. 술 한 잔 하다가 취해서 같이 밖으로 나가 함께 담배 피우고 들어와서 술 한 잔을 다시 하는 건 식후땡만큼 익숙한 흡연자의 습관이다. 술 마시는 사람들 중에 흡연자가 있으면 흡연 유혹을 참기 힘든 경우가 많다.

"한 대만 줘봐."

"너 금연 중 아니야?"

"아이~ 내일부터 다시 하면 돼."

이런 대화는 금연자의 술자리서 많이 일어난다. 심지어 금연 중이라고 말을 하지 않은 상태에서는 술을 마시다가 담배 피우러 나가자고 하면 아무 말 없이 같이 가서 피우고 오는 경우도 있다. 내 지인 중 담배를 끊은 금연자가 두 명 있는데 술자리에서만 담배를 피운다. 완전한 금연자라고 볼 수 없다.

나는 한 개비의 위력을 알고 있기 때문에 술자리에서만 담배를 피우는 것도 매우 위험하다는 것을 알고 있다. 혹여나 금연 중이라면 술자리서 한 대는 괜찮겠지 하고 담배에 불을 붙이지 않기를 바란다. 금연하다가 술자리에서 피운 한 대는 본인이 느끼기에 매우 맛있는 담배일 수 있지만 그 다음 두 개비째는 옛날에 알던 그 맛일 뿐이고, 별 감흥이 없을 것이다. 다음날 일어나면 금연 기간이 깨졌다는 후회와 자책감으로 며칠은 숙취보다 마음이 괴롭다.

나는 금연을 하면서 술을 좋아하게 되었다. 평소에는 술을 잘 마시지 않고 맥주 한두 캔 정도 먹는 게 다였는데 금연을 하면서 소주를 마시게 되었다. 담배로 도파민 자극을 받지 못하니 술로 도파민 자극을 받으려고 했는지 술을 자주 마시게 되어 술 때문에 금연 위기가 찾아온 적도 많았다.

금연 기간 중에 술을 다시 평소처럼 적게 먹고 술 먹는 날을 줄이는 데 또 다른 노력이 필요했었다. 금연 수행자 기간 동안에는 아예 술 약속을 잡지 않는 것이 좋다. 금연을 하고 컨디션이 좋아지면서 주량이 늘었다고 생각하는 사람이 있을 것이다. 나 또한 평소에 소주 반병 먹고 그만 먹는 식으로 절제가 됐었는데 술을 한 병 반, 두 병 가까이 먹고 20년 만에 필름이 끊긴 적이 있었다. 만약 그때 의식이 없는 상태로 담배를 피웠었다면 엄청 후회했을 것이다.

금연을 하면 대부분 주량이 늘게 되는데 이 시기에 주량에 대한 자신감이 생기는 경우도 있다. 본인이 술을 이기고 컨트롤할 수 있을 것이라는 생각을 버리고 술 앞에 겸손하자. 평소에 음주를 많이 하는 사람은 술 마시는 날짜를 줄이거나 금주를 먼저 하고 금연을 시작하는 것이 좋다.

"담배는 끊었는데 술이라도 마셔야지. 술도 안 마시는데 담배라도 피워야지."

이런 사람들이 많은데 금연에 성공하는 사람들을 보면 금주와 금연을 동시에 하는 사람도 많았다. 헤비 드링커들은 금연 기회에 금주까지 해보면 더 좋다. 하나씩 끊는 거보다 금연, 금주를 동시에 하는 것이 더 담배를 끊기 쉬웠다는 사람들도 있었다.

금연 기간이 어느 정도 됐을 때 술을 마셔도 참을 수 있을 것 같은 시기가 오면 사람들과 만나서 술을 먹는 것보다 먼저 집에서 가족과 함께나 혼자 술을 소량 먹어보는 것이 좋다. 합법적인 방법으로 중독을 일으킬 수 있는 대표적인 것이 술과 담배이다. 사회적으로도 의료비용이나 재활비용이 가장 크다. 혹시 당신은 술 먹을 때 담배를 참을 수 있는가? 그렇다면 필자는 당신이 금연에 성공할 수 있는 확률이 70%가 넘는다고 생각한다. 언젠가 금연을 해볼 생각이 있다면 다음번 술자리에 한 번만 담배를 참아보는 건 어떨까? 다음날 일어나서 피우면 되니까 술 마실 때 담배를 안 피워보자. 물론 나의 가벼운 제안일 뿐이다. 레벨 3의 항목이기 때문에 금연을 시작하고부터 해도 된다. 하지만 흡연자인 당신이 술 마실 때 담배를 한 번이라도 참아볼 수 있다면 당장 금연 계획을 세우고 담배 끊을 생각을 해라. 충분히 성공 확률이 높다.

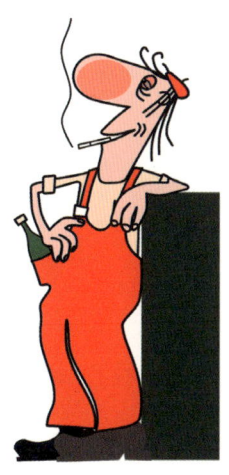

레벨3 화가 나거나 스트레스가 심할 때

스트레스에 담배를 피우면 도움이 되는 것은 세뇌된 흡연자의 망상일까? 아니면 과학적인 근거가 있는 이야기일까? 결론은 세뇌된 흡연자의 망상일 뿐이다. 담배는 스트레스 완화에 전혀 도움이 되지 않으며 오히려 스트레스를 악화시킨다. 니코틴이 니코틴 수용체에 붙지 않으면 당신의 충만감은 -10이 되며 담배를 피우면 0이 되는 것이지 당신의 충만감이 0에서 +10이 되지 않는다. 당신은 금연하지 않으면 평생 흡연자로서 -10의 충만감으로 살아가야 한다. 모든 중독물질들이 중독의 보상작용 때문에 사람을 그렇게 만든다.

HR메디컬이 제시한 국가통계포털 2018년도 자료에 의하면 스트레스 때문에 담배를 피운다는 사람이 전체 흡연자의 52.6%라고 이야기를 했다. 흡연의 이유가 스트레스인 사람이

52.6%이지만 '스트레스를 받을 때 담배를 필 것인가?'라고 반대로 물어본다면 거의 80~90% 넘는 사람이 담배를 필 것이라고 나는 생각한다.

흡연자 지인 20명 중 화가 나고 스트레스받을 때 담배를 참기 힘들다고 답한 사람은 16명이었다. 책을 처음 시작할 때도 말했듯이 스트레스를 담배와 연관시키면 금연을 성공하기는 어렵다. 담배를 피우면 스트레스가 완화된다는 망상을 버려야 한다. 악마인 니코틴 수용체가 "너 지금 스트레스받지? 얼른 밖에 나가서 담배 피워!"라고 속삭이는 것이다.

나도 금연 기간 100일 내에 두 번 정도 매우 스트레스받는 일이 있었다. 일반적인 스트레스가 아니라 흔히 표현하는 뚜껑이 열릴 정도의 화가 날 일이 직장에서 있었는데 진료 시간임에도 불구하고 당장 가운을 벗고 엘리베이터를 타고 1층으로 나가서 예전에 담배 피우던 공터로 가서 담배를 피우고 싶은 생각이 머리끝까지 올라왔었다. 냉수도 먹어보고 껌도 씹어보고 크게 한숨도 몇 번 쉬어봤지만 참기가 힘들었다. 막상 담배와 라이터가 눈에 보이는 곳에 있었으면 금연은 실패했을 수도 있었다. 많이 화가 난 상태였지만 나는 이성적으로 생각해보려고 노력했다.

⇨ 지금 나가서 담배를 핀다.
⇨ 화가 났다고 줄담배를 핀다.
⇨ 첫 담배 때는 일순간 진정되고 기분이 좋게 느껴지게 되겠지만 한 개비가 끝날 때쯤이면 목이 아프고 가래가 생길 것이다.
⇨ 바로 금연 실패한 것을 후회한다.
⇨ 현재의 스트레스와 금연을 실패했다는 스트레스가 합쳐져서 더 스트레스를 받는다.
⇨ 초조한 기분이 들어 담배를 또 피우고 싶어지고 안절부절할 것이다.

너무 심한 스트레스를 받았다고 지금 담배를 피우면 지금까지 금연했던 것이 너무 아깝고, 현재 상태보다 스트레스가 더 심해질 것이라 생각하고 참았다. 차라리 담배를 피우지 말고 참고 집에 가서 술을 먹자라고 생각하고 버텼고, 막상 집에 가서는 과음하면 다음날 힘드니 위스키나 조금 먹고 자자 해서 금연 실패 위기를 넘겼었다. 이때의 기억은 나에게 어떤 상황에서도 담배를 참을 수 있다는 자신감을 주었고, 좋은 경험이 되었다.

금연을 계속 유지하고 평소에 지내면서 담배가 문득문득 피고 싶거나 생각이 날 때 '그때 그렇게 스트레스받았을 때도 참았는데, 필름 끊기도록 술 마신 날도 참았는데, 아무 스트레스 없이 일상생활을 지금 잘하고 있는데 갑자기? 쌩뚱맞게? 나가서 담배를 피운다고?' 이런 식으로 생각했더니 의외로 쉽게 충동이 넘어갔다.

스트레스가 심할 때나 화가 날 때 담배를 참는 것은 금연 초기에는 힘든 일이지만 이 상황을 한두 번 넘기면 금연 유지에 대한 자신감이 붙게 된다. 레벨 1이나 레벨 2 항목 따위는 담배를 피울 이유가 전혀 되지 않을 정도로 금연 정신력이 단단해진다.

개인 차이가 있겠지만 필자의 경우 금연을 한 후에 스트레스에도 강해지고 감정 기복이 적어지고 마음이 잔잔해지는 듯한 느낌이 들었다. 처음에는 금연을 위하여 바꾼 나의 일상 습관들이 긍정적인 교정효과를 나타내서 규칙적이고 스트레스 적은 생활을 하게 된 것 같다.

흡연자들은 언젠가는 결국 담배로 인한 스트레스를 받는다. 그리고 담배를 끊으려고 마음먹었을 때 끊지 못하고 흡연자로 남게 되면 언젠간 이때 담배를 못 끊은 것을 크게 후회할 날이 온다. 많은 사람들이 스트레스받을 바에 담배를 피운다고 하지만 실제로 폐암 3기나 4기에 걸린 사람이 가장 후회하는 것 중에 하나는 담배를 끊지 못한 것이라고 이야기한다.

담배를 하루도 못 참았던 내가 금연에 도전을 했던 것은 담배 때문에 건강을 잃는 후회는 정말 하고 싶지 않았기 때문이다. 성공하면 좋고 실패해도 상관없다. 일단 금연에 도전해보길 바란다.

PART 4

이 원장의 금연일기

PART 1 마지막에서 이어지는 이야기

　일요일에 금연을 실패하고 월요일에 출근을 했다. 흡연한 지 22년 만에 처음으로 금연을 하루 이상 해봤으며, 제대로 니코틴에게 패배를 맛보았다. 정신력 하나로 담배를 한 번에 끊는 '콜드터키' 방법이 나에게는 맞지 않았던 것 같았다. 나뿐만이 아니라 누구에게나 쉽지 않은 방법이었을 것이라고 생각한다. 다음에 금연을 도전한다면 담배와 금연에 대하여 공부를 하고 전략적으로 접근해서 담배를 끊어봐야겠다고 생각했다.

　언제 금연을 다시 시작할지는 모르지만 지난 주말과 같은 마음이면 담배를 끊는 것이 아니라 시간을 끌며 참는 것이라 금연을 유지하기 힘들 것 같았다. 퇴근하고 저녁을 먹고 나오는 길에 전자담배 가게가 보여서 들어갔다. 10여 년 전에 처음 시도했다가 실패한 액상담배를 다시 구매해서 피워보았다.

기계도 옛날보다 훨씬 좋아졌다. 목 넘김의 히팅감은 강했으나 피우고 나서 몸의 불편함은 덜한 것 같았다. 연초를 못 끊으면 이거라도 피면서 참아보자라고 생각했다. 이날부터 담배와 금연에 관련된 책, 의학논문 등 자료들을 시간 날 때마다 읽고 보기 시작했다. 연초를 끊고 액상담배를 피우면서도 담배를 아예 끊었던 이틀간의 몸이 편했던 느낌이 그리웠다.

화요일에 예약한 건강검진을 받았다. 숨쉬기가 힘들었던 시기가 있으므로 큰병이 아닐까 걱정을 많이 했다. 종합병원에서 저선량 흉부 CT촬영을 하고 호흡기 내과외래는 몇 개월 예약이 밀려 있어서 폐기능 검사가 가능한 개인의원 내과로 가서 폐기능을 검사했다. 의외로 검사결과상 폐기능이 정상이었다.

원장님께서는 만성폐쇄성 폐질환은 아닌 거 같고 천식 유발검사를 해보자고 하셔서 진행했는데 천식 유발검사도 정상이었다. CT결과가 정상이면 협심증이나 심장질환 검사를 해보고, 그것도 정상이면 공황장애를 생각해보라고 하셨다. 3일 뒤에 CT결과도 우상엽에 4mm의 유리막 음영이 있는 것 외에는 특이소견 없는 정상이 나왔다. 숨이 많이 차서 몸에 큰 문제가 있을 것이라고 생각했는데 다행이었다.

담배는 아침에 액상담배 한 번, 점심 먹고 한 대, 퇴근 후 한 번, 자기 전에 한 번 이렇게 네 번을 피우면서 유지하려고 했다. 그러나 3일 정도 지나서부터 액상담배랑 연초 한 대랑 같이 피우게 됐다. 이게 문제다. 액상담배만 피우면 좋은데 항상 연초맛이 그리워서 같이 피우게 되고, 다시 연초로 돌아가는 사람이 나뿐만 아니라 많다.

연초는 점심 시간에만 피워야지 하고 점심 먹고 담배 피우는 공터에 담배 한 갑과 라이터를 숨겨두고 피웠다. 보물찾기도 아니고 참 구질구질하다고 생각했지만 연초를 들고 다니면 계속 피울 것 같았다. 흡연량을 조절하자고 마음먹었지만 출근 안 하는 주말이 되면 흡연하는 양은 늘어났다. 평일이건 주말이건 식사 후와 대변 보러 가기 전에 피우던 담배만이라도 피우지 말자 다짐하고 실천했다. 아예 끊자는 것도 아니고 이 정도는 참을 수 있잖아 하고 스스로 이야기하며 참아봤다. 레벨업 금연법의 훈련이었다.

2주 뒤 화요일에 평소처럼 아침 출근 전에 액상담배를 피우고 출근을 했는데 목이 아프고 가래가 나오고 머리가 멍했다. 화가 났다. 아니 흡연량도 줄이고 액상담배로 바꿨는데 왜 목이 아프고 가래가 나오는 거야? 몸에 니코틴을 안 줘야겠다.

'저번에는 50시간 금연해봤으니 이번에도 50시간만 넘겨

보자.'

'안 되면 말지.'

이렇게 가벼운 마음으로 다시 금연에 도전하게 되었다.

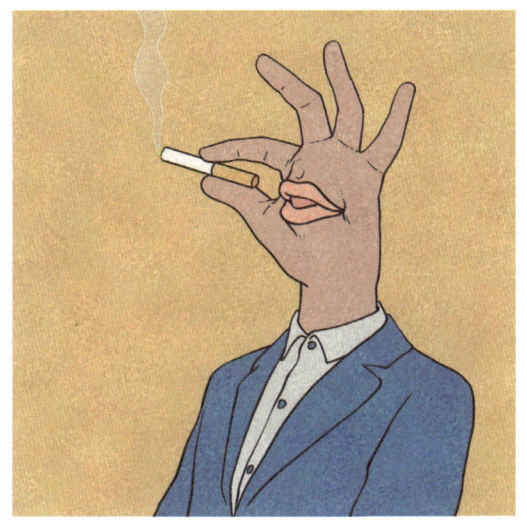

금연 당일

금연에 다시 도전하면서 지난번의 실패로 깨달은 것을 바탕삼아 몇 가지 전략을 짜보았다.

1. 72시간만 일단 넘겨보자. 안 되면 지난번 50시간 기록만 깨보자.
2. 금연보조제인 바레니클린을 먹으며 금연 시도를 해보자.
3. 우울해하거나 무기력해하지 말자. 평소에 좋아하던 것을 억지로라도 하자.
4. 흡연 욕구가 강하게 올라오면 누워서 힘들어하지 말고 일어나서 움직이자.
5. 금연 시도를 해보니 금연한다고 안 좋은 일이 발생하지 않는다. 이유 없는 불안함, 초조함을 극복하자.

일단 이렇게 마음먹고 금연에 도전해봤다. 특별히 날짜를 잡았던 것도 아니고 미리 크게 준비한 것도 없었다. 어제까지만 해도 점심 시간에 담배를 피웠는데 오늘은 점심 시간에 외출하면 무조건 그 공터로 가서 담배를 피울 것 같았다.

"점심 맛있게 먹었으니 나가서 한 대 시원하게 피우고 다시 금연 시작하면 되지."

이처럼 악마가 귀에서 속삭였다. 그래서 점심에 외출을 아예 하지 않고 진료실에 있었다. 점심 시간 한 시간을 다른 것을 하면서 넘어가면 오후 진료가 시작돼서 바쁘게 일할 테니 흡연 욕구를 잊고 저녁까지 지낼 수 있을 것 같았다. 퇴근이 저녁 8시인데 저녁 6시가 되니까 담배 생각이 났다.

"오늘도 일하느라 고생했잖아. 퇴근하고 한 대만 시원하게 피우자. 아침부터 지금까지 10시간이나 안 피웠는데 지금 피우면 얼마나 맛있겠어? 퇴근하고 딱 한 대만 피우고 다시 금연 시작하자."

니코틴 수용체라는 악마는 이렇게 또 속삭였다. 이 속삭임의 빈도가 내일은 더 심해질 것이라는 것을 지난번 경험으로 알고 있다. 퇴근하고 담배를 못 피운다니 기분이 우울해지고 의욕이 떨어지는 것 같았다. 저녁을 어떤 메뉴를 먹을까 고민했다. 기름진 음식을 먹으면 참기 힘들 것 같았다. 메뉴를 김치볶음밥으로 정하고 먹었다. 이날 분식점에서 먹은 김치볶음밥은 너무 맛있었다. 밥을 다 먹고 분식집을 나와서 가방에서 액상담배 기계를 만지작 만지작거리며 한 3분 정도 고민했던 거 같다.

'필까? 말까?'

'필까? 말까?'

'일단 집에 가서 생각해보자!'

이렇게 한 타임 위기를 넘기고 집으로 왔다. 집에 도착하니 아내가 애들을 재우고 거실에 나와 있었다. 아내에게 원래 두 달 뒤에 금연을 시작할까 했는데 금연을 다시 해보고 싶어서 오늘부터 금연을 다시 시작할 것이고, 혹시나 또 실패해도 원망하거나 하지 말아줬으면 좋겠다고 덤덤하게 이야기했다. 이번에 안 되더라도 5번 정도는 더 도전해볼 것이라고 말했다. 아내가 매우 좋아했다.

지난번에 금연 도전한 것만으로 충분히 대단하다고 금연 도전을 더 하면 좋겠지만 하지 않아도 괜찮다라고 격려해주었다. 아내랑 이런저런 이야기를 하면서 두 시간이 지났는데 11시쯤 되자 담배 생각이 간절했다. 아내에게 이렇게 금연 이야기를 하고 바로 나가서 담배를 피우는 건 이상했다. 일단 오늘은 그냥 자고 내일 아침에 피울지 말지 또 고민해보자고 생각했다. 잠이 안 와서 책을 읽다가 잠이 들었다.

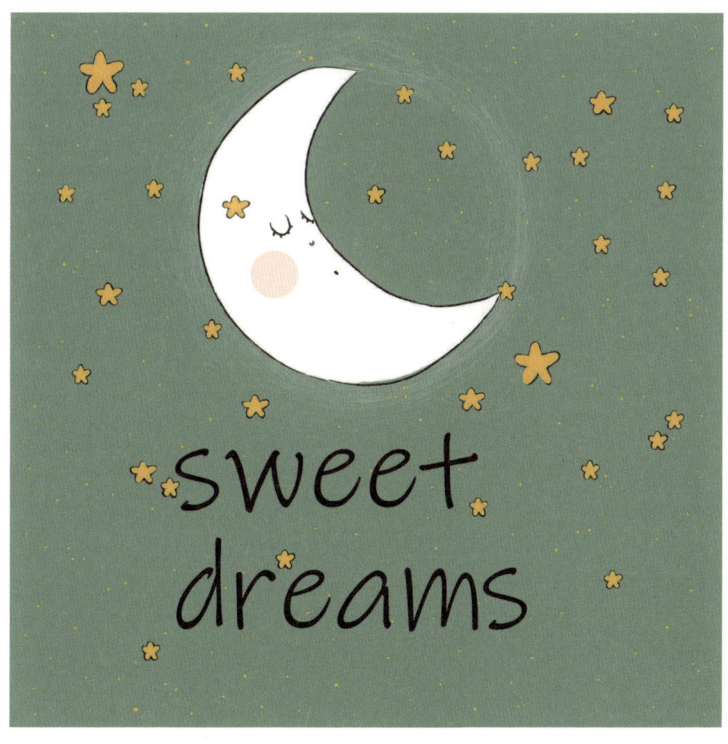

금연 1일차

아침 7시쯤에 깼는데 잠이 다시 잘 오지 않는다. 보통 이때 깨면 다시 잠들었다가 아침 8시 30분쯤 일어나는데 담배 생각이 너무 간절하게 나서 잠이 잘 오지 않았다. 이불을 몸에 말아서 좌로 굴렀다 우로 굴렀다를 반복했다. 나는 아침 첫 담배가 가장 참기 힘들었다.

일단 누워만 있으면 못 참을 것 같아서 일어났다. 냉수를 마시고 샤워를 했다. 1층으로 나가는 순간 바로 담배를 피울 것이기 때문에 바로 지하주차장으로 내려가서 차를 탔다. 흡연 욕구가 보통 3~4분을 참으면 고비가 넘어가기 때문에 정신력으로 참기 힘들 때는 공간을 바꿔주는 환경 변화를 만들어 주면 위기를 넘길 수 있다.

지하주차장에 차를 내리고 루틴처럼 스타벅스에서 디카페

인 아이스아메리카노를 사고 싶었는데 그쪽으로 가면 담배 생각이 간절할 것 같았다. 스타벅스와 아예 반대쪽 길에 위치한 블루샥 커피라는 커피숍에서 용량이 작은 커피를 한 잔 샀다. 그리고 병원으로 올라간 다음 진료실로 들어가서 양치를 또 하고 텀블러에 얼음을 잔뜩 넣은 차(옥수수염차, 루이보스, 케모마일, 히비스커스, 둥글레차 등 카페인이 없는 차)를 만들고 하루 일과를 시작했다. 이 루틴은 지금도 계속되고 있다. 아침 동선을 반복해서 쓰는 이유는 금연에서 중요한 부분이 습관을 바꾸는 것인데 습관을 바꾸기 위해서는 동선을 바꿔야 한다.

보통 담배를 끊으면 간식 먹는 양이 늘어나고 체중이 증가한다는데 나는 밥을 먹기가 싫어졌다. 밥을 먹으면 담배 생각이 날 것 같고, 포만감이 심하면 담배 생각이 더 날 것 같아서 처음 3일은 포만감을 느끼지 않게 밥 먹는 양을 줄였다.

오늘도 점심 시간에는 외출을 하지 않았다. 점심에 담배를 피우던 공터와 그 옆에 있는 편의점으로 가는 동선은 담배 생각이 나지 않을 때까진 가지 않기로 했다. 점심에 담배 피우던 동선에 있던 편의점을 갈 때까지 금연 후 60일이라는 시간이 걸렸다. 저녁도 병원 근처서 먹으면 담배 피우던 장소를 지나게 되고 담배 생각이 날까봐 퇴근하자마자 지하주차장으로 가서 차를 타고 병원에서 조금 떨어진 번화가에서 저녁을 먹었다. 담배를 피웠던 곳을 지나가는 동선은 의도적으로 피했다.

저녁을 먹고 차를 타고 집에 오는데 담배가 너무 피우고 싶어서 초조해졌다.

"담배 안 피운 지 36시간이 넘었어. 이 정도면 할 만큼 했어. 집으로 바로 가지 말고 아파트 1층으로 나와서 한 대만 피고 집으로 가자."

니코틴 수용체가 속삭였다. 나도 모르게 엘리베이터에서 1층을 누르고 아파트 밖으로 나왔다. 문득 이 니코틴 수용체가 나를 망치는 악마라고 생각이 되었다. 니코틴 수용체에게 니코틴을 주지 말고 굶겨 죽여야겠다고 생각했다. 담배 피우는 장소로 가지 않고 산책을 할 수 있는 뒷문으로 나와서 30분 정도 걸었다.

크게 숨을 쉬어봤는데 목에 걸리는 느낌이 없고 숨이 끝까지 들이마셔져서 기분이 좋았다. 집으로 돌아와서 냉수를 마시고 누워서 책을 보는데 담배 생각이 또 올라왔다. 10분 정도 누워 있었으나 계속 악마의 속삭임이 들렸다. 옷을 입고 집 밖으로 나와서 뛰었다. 숨이 끝까지 차오를 때까지 뛰었다가 걸었다가를 반복했다. 누워서 책을 읽다가 스르르 잠들었다. 오늘은 운동을 해서 그런가 잠이 잘 왔다.

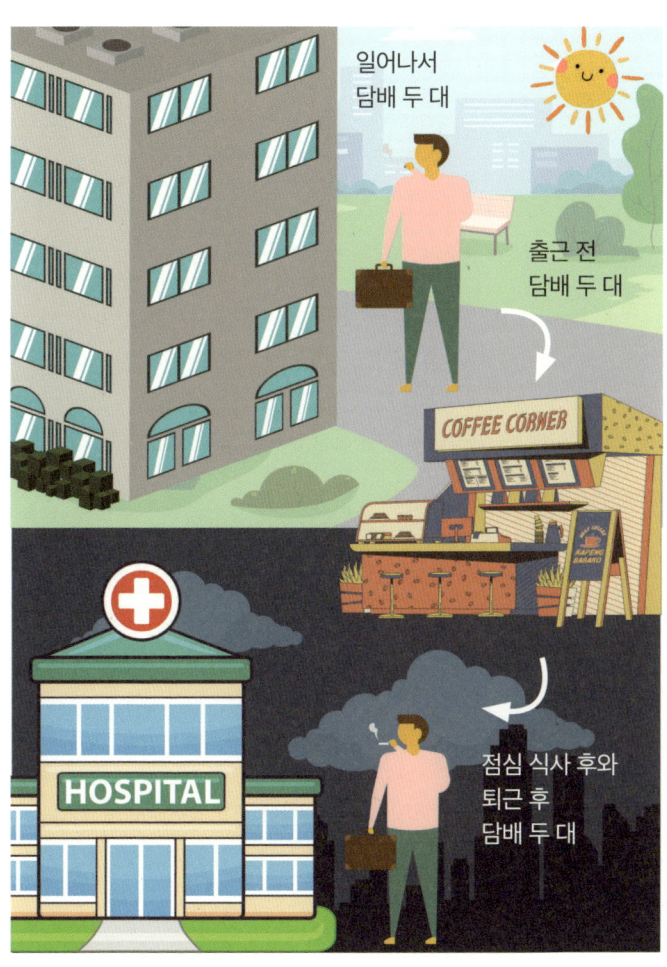

금연 2일차

오늘은 자다가 새벽 4시쯤 잠에서 깼다. 평소 같으면 집 밖으로 나가서 한 대 피우고 와서 다시 잠을 청해야 하는데 나는 금연 중이니 나가서 담배를 피울 수가 없었다. 귀에 에어팟을 끼고 팟캐스트를 들었다. 잠이 오면 말고 안 오면 듣다가 출근하자라는 마음으로 누워서 가만 있으니 잠이 들었다. 아침 8시쯤 깨자마자 흡연 욕구가 강하게 올라왔다. 금연을 한 이후로 가장 강한 강도였다.

"나가서 빨리 한 대만 피워."

"퍼! 퍼! 담배를 피우라구!"

니코틴 수용체가 죽기 전에 발버둥을 치는 건지 미친 듯이 속삭였다. 미칠 것 같았다. 니코틴 수용체라는 악마에게 대항하는 방법은 이미 익숙해져 있다. 침대에서 시간을 끌지 말고 빨리 일어나서 냉수를 마시고 양치하고 샤워하고 일단 집에서 나와 출근하는 것이다. 지하주차장에 내려와 차를 타니 담배를 피우라는 환청이 멈춘 거 같았다.

껌을 하나 꺼내서 씹으면서 출근했다. 금연을 한 지 48시간이 지났다. 이제 점심때 담배를 안 피우고 일을 하면 지난 기록인 50시간을 돌파하게 된다. 저녁을 먹고 나서 이전의 금연 시간 기록을 깼으니 다시 한 대 피워볼까 하다가 너무 힘들게 참은 오늘 아침이 아까워서 하루만 더 넘어가 보자 생각했다.

잠을 잘 때까지의 시간이 길게 느껴졌다. 빨리 잘 시간이 와야 담배 생각 없이 잠이 들 텐데 하고 말이다. 시간을 보내려고 컴퓨터 게임을 했는데 자꾸 지니까 화가 나서 담배 생각이 났다. 집 밖으로 나가서 아파트 근처 산책길을 뛰고 왔다. 게임을 하더라도 혼자 하는 게임을 해야지, 승패가 있는 온라인 게임을 하면 안 되겠다고 생각했다. 밤에 자려고 누웠는데 지난번 금연 기록을 갱신했다는 생각에 뿌듯해졌다. 잠들기 전에 담배를 안 피우는 것이 어제보다는 참을 만했다.

금연 4일차

아침 루틴이 어느 정도 자리 잡은 것 같다. 지난번 금연 때 일요일에 실패했는데 그 이유가 출근해서 근무할 때는 일을 집중하면서 해서 담배 생각이 덜 났었는데 일요일에는 집에서 쉬기만 하니까 담배 생각이 계속 나고 안절부절 못해서 실패했었던 것 같다. 그래서 이번 주 일요일에는 골프 라운딩을 잡았다. 대학교 후배와 기존에 공을 같이 치던 동생들이랑 라운딩을 했다.

같이 차를 타고 가는 동생이 흡연자였는데 이동 중간에 담배를 피우기 위해서 휴게소에서 내렸는데 내가 담배를 안 피우고 본인이 담배 피우는 모습을 바라보고 있으니 미안해하기도 하고 어색해하기도 했다. 그 동생은 항상 나와 라운딩 가는 길에 담배를 같이 피우고, 골프 칠 때도 항상 같이 담배를 피왔었는데 오늘은 가는 길부터 라운딩하는 내내 난 담배를 피우지 않으니 어색하다고 했다. 나는 사실 두 달 전부터 레벨업 금연법 훈련으로 라운딩할 때 담배를 줄여나가고 있었다. 비싼 돈을 내고 귀한 시간을 내서 왔는데 담배를 3~4홀마다 피우니 머리가 무겁고 기침을 자주 해서 운동하기가 불편했기 때문이다.

3~4홀마다 피우던 걸 시작 전에 한 대, 나인홀 끝나고 한 대, 다 끝나고 나서 한 대로 담배를 줄였었고, 금연하기 직전에 전부 비흡연자인 대학 동기들과 라운딩을 갔었는데 그때는 라운딩 내내 담배를 한 대도 피우지 않았었다. 그때 오히려 골프가 더 즐겁고, 숲에서 나는 풀냄새도 잘 맡아지고, 운동도 집중력이 더 생겼었던 좋은 기억이 있었기 때문에 금연하는 기간 동안 운동할 때 담배를 참는 것은 쉬웠다. 레벨업 금연법 레벨 1 중 운동하기 항목을 미리 연습했던 덕이다.

일요일에 낮에 집에만 있을 때 담배 참기가 힘들었는데 운동하고 밥 먹고 오니 시간이 벌써 늦은 저녁이었다. 골프 라운딩을 가지 않더라도 아이들과 일요일에는 무조건 외출하는 것이 집에서 지내면서 담배를 참는 것보다 좋은 것 같아서 일요일에는 외출을 하기로 마음먹었다.

다음 주 화요일 아침이면 금연을 시작한 지 일주일째다.

3일간의 금연 수행자 기간이 매우 힘들었기 때문에 다시 담배를 피우고 이 과정을 반복하는 것이 두려웠다. '평생 금연하겠다'라고 길게 생각하지 말고 일주일만 더 금연을 해보자라고 생각했다. '담배를 끊는다'라고 생각하지 말고 '담배를 안 피우고 한 번만 넘어간다'라고 생각하기로 했다.

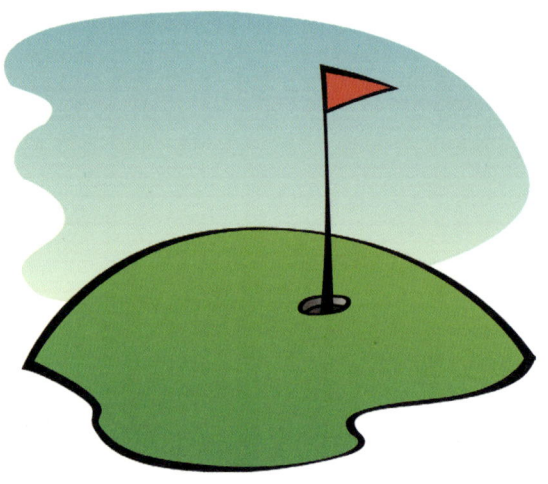

금연 9일차

    금연을 시작하고 밤에 잠들고 아침에 일어날 때까지 끝까지 자본 적이 없다. 중간에 무조건 한 번씩 깼다가 잠이 다시 들기도 했는데 잠을 못 자도 예전만큼 피곤하지가 않았다. 예전에는 잠을 6시간 30분 이상 자면 개운, 6시간 자면 적당히 피곤, 6시간 이하로 피곤한 상태, 5시간 이하면 매우 피곤해서 낮잠을 자고 싶은 상태였는데 금연을 시작한 후 5시간만 자도 낮에 근무할 때 피곤하지가 않았다.

    피곤한 느낌도 미세하게 달랐다. 예전 흡연자로 살아갈 때는 피로에 찌든 느낌이었는데 금연을 하고 난 후에는 피곤해도 깨끗하게 피곤한 느낌이라고 할까? 글로 표현하기 힘든 부분이 있지만 몸의 컨디션 자체가 많이 좋아졌다. 이제 진료를 볼 때 세 걸음 정도의 거리면 이 사람이 흡연자인지 아닌지 바로 알 수 있었다. 향수를 뿌리고 냄새를 감추려 해도 화장품이나 향수 사이에서 흘러나오는 담배 냄새를 민감하게 맡을 수 있었다.

이틀 전 심장내과에서 검사한 결과 관상동맥 심장CT, 심초음파 모두 정상으로 결과가 나왔다. 변이성 협심증일 수 있으니 숨이 찰 때 먹으라고 NTG(니트로글리세린)을 처방해주셨는데 효과가 없으면 심장 쪽은 걱정 안 해도 될 것 같다고 설명해주셨다. 숨이 찰 때 먹었는데 큰 변화가 없었다.

심장과 폐에 기능적인 문제가 없다는 결과가 나오자 "담배를 다시 피워도 되겠는데?"라는 악마의 속삭임이 바로 들렸다. 지금 심한 스트레스를 받은 것도 아니고, 술에 취한 것도 아니고 그냥 갑자기 지금 나가서 담배를 피우는 건 말도 안 되는 행동이라고 스스로 생각을 했다.

오늘은 7시에 퇴근하는 목요일이라 백화점을 갔다. 금연 기간이 일주일 넘은 기념으로 스스로에게 옷을 선물해주기로 했다. 나는 출퇴근할 때 항상 지퍼가 달린 후드 재킷을 입었었다. 흡연자라는 것을 숨기고 싶어 했기 때문에 몸에 담배 냄새가 덜 나라고 지퍼를 끝까지 올리고 담배를 피웠으며, 점심 시간이나 퇴근 후 병원 근처에서 담배를 피울 때 아는 사람을 만날까 두려워 후드 모자를 쓰고 담배를 피웠었다. 이제 옷도 다양하게 입는 멋쟁이가 될 수 있을 것 같은 생각이 들었다. 스스로에게 작은 선물을 하니 금연을 잘한 거 같다는 생각이 들었다.

잠을 자려고 누웠는데 이번 주 일요일이 걱정되었다. 금연을 시작하고 규칙적인 생활에 변화를 주기 싫어서 약속을 잡지 않고 지내고 있었는데 둘째 아이가 유치원 운동회를 일요일에 하기로 했는데 아버지, 어머니가 필수로 참가해야만 했다. 운동회가 끝난 후 아이 친구 부모님과 저녁 식사를 하기로 했다. 내 인생에 처음으로 아이 운동회 참가와 학부모끼리의 만남이었다.

체육관에 가서 아이들과 같이 운동하고 저녁 식사하고 오면 되는 간단한 일인데 담배 없이 잘할 수 있을까 하는 생각이 들었다. 내가 초면인 분들과 저녁 식사를 하는데 금연을 하고 있어서 초조해하는 모습이 보일까봐 걱정됐다. 담배 없이 아이들과 운동회를 하면서 기분 좋게 추억을 만들 수 있을까? 담배 때문에 그날 우울하면 어떡하지? 이런 비이성적인 생각이 자꾸 들었다.

니코틴 수용체 악마가 귓속말로 속삭였다.

"이번 주 일요일 부담스럽지? 너 담배 없으면 마약 끊고 금단증상 겪는 사람처럼 초조해하고 안절부절 못할 거야. 일요일 아침에 시원하게 한 대 피우고, 저녁에 술 한 잔 하고 또 한 대 피우고 월요일부터 금연 다시 시작하면 되는 거야. 어때? 이렇게 생각하니 마음이 편해졌지?"

이제는 금연 라이프가 익숙해졌다고 생각했는데 정말 미치겠다.

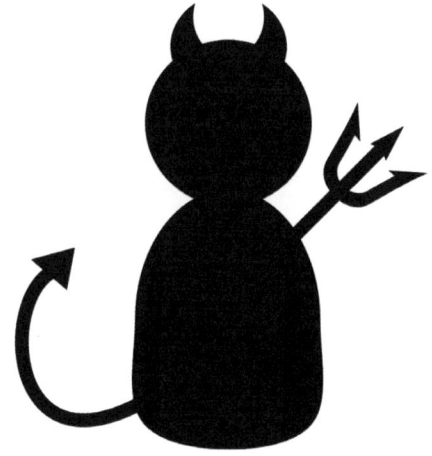

금연 12일차

일요일이 되었다. 아이들이 운동회 준비를 하느라 일찍 일어나서 재잘거리는 소리에 눈이 떠졌다. 아들 운동회 걱정을 목, 금, 토 3일 동안 했었다. 짐 가방에 액상담배 기계를 넣었다. 정 안 되겠으면 피우고 다시 금연을 시작해보자고 생각했다. 12일이나 참았다. 첫 목표였던 72시간을 지나 금연한 지 일주일이 넘어갔다.

아이들과 함께하는 운동회는 행복했다. 운동회 때 달리기를 했는데 몸이 가벼워진 느낌이었다. 예전 같으면 한두 시간 지나면 아이들과 아내에게 화장실 간다고 어디 구석진 곳에서 담배를 피우고 냄새를 풍기며 다시 왔을 텐데 처음부터 끝까지 중간에 담배 피우러 가지 않고 아이들과 함께 있었다. 아침에 액상담배를 가방에 넣었지만 전혀 인식하지 않았다.

저녁 식사는 돼지고기에 소주를 먹었다. 금연하고 처음으로 불판에 구워 먹는 돼지고기를 먹었다. 엄마들끼리는 알고 지낸 지 3년째라 많이 가까웠고, 아빠끼리는 오늘 처음이었는데 편안하게 잘 대해주서서 큰 부담 없이 즐거운 저녁 자리를 보냈다. 고기를 먹고 술을 마시고 후식으로 탕후루를 먹고 집에 가려는데 순간 담배 생각이 확 올라왔다. 집에 가서 빨리 양치를 해야겠다고 생각했다. 오늘 고기도 구워 먹고 술도 마셨는데 담배를 안 피웠다니 스스로가 대견스러웠다.

65

금연 25일차

오늘은 인천 사는 중학교 동창 친구 두 명이 청주로 오는 날이다. 친구 중에 한 명이 노무사인데 병원 개원할 때부터 지금까지 병원 노무를 봐주고 있다. 1년에 두 번에서 세 번 정도 만나는 가장 오래된 친구들이다. 친구들은 토요일에 와서 1박을 하고 다음날에 다시 인천으로 올라간다.

이날은 강원FC K리그 강등을 결정하는 경기가 수원FC와 오후 네 시 반에 있었는데 친구들이 숙박하기로 한 호텔에서 경기를 네 시 반부터 같이 봤다. 경기를 같이 보면서 맥주랑 양주를 홀짝홀짝 계속 먹었다. 축구 경기를 다 보고 1차를 고깃집에서 먹고 2차를 횟집에서 먹고 3차를 치킨집으로 갔다.

평소 소주 반병이나 맥주 500cc 두 잔 정도가 주량인 내가 술을 얼마나 먹은지 알 수 없을 정도로 먹은 것 같다. 담배를 끊으니 주량이 늘었나 싶은 생각이 들었다. 예전에는 취한 느낌이 나면 술을 먹기가 싫었는데 금연 후에는 술이 달게 느껴지고, 먹어도 또 먹고 싶은 생각이 계속 들었다.

나는 술 먹을 때는 생각보다 담배를 참는 것이 어렵지 않았다. 이미 금연한다고 이야기한 상태에서 갑자기 말한 당일에 담배를 피우면 우스운 꼴 아닌가? 이날 친구들과 헤어지고 술이 취한 상태로 혼자 집으로 걸어오는데 이때 갑자기 담배 생각이 엄청 강하게 났다. 등에 멘 백팩을 어깨에서 내려서 손을 가방으로 넣어서 액상담배를 막 찾았다. 안에 책을 비롯한 잡동사니들이 같이 있어서 담배 기계가 바로 만져지지 않았다. 그런 행동을 하면서도 한편으로 담배 기계가 손에 안 잡히기를 바랬다. 두 번을 가방을 휘젓다가 얼른 손을 빼고 집 앞의 편의점 쪽으로 걸어갔다.

편의점에 들어가지 못하고 편의점 앞에서 5분 정도 있었던 거 같다. 예전처럼 집 앞 편의점에 들어가서 "던힐 1미리 한 갑이랑 라이터요"라고 말하고 싶었다. 크게 한숨을 두 번 쉬고 들어가서 아이스크림이랑 숙취해소제만 사왔다. 아이스크림을 먹으니 흡연 욕구가 사라지는 거 같았다. 집으로 바로 가지 않고 아파트 안을 두 바퀴 정도 걷다가 들어갔다. 이날은 내 금연 기간 중 최고 위기인 날이라 기억이 생생하다.

오늘 출근 때 들고 간 가방 안에 운동회 때 가져간 액상담배가 있었고, 이것을 집으로 돌아오는 길에서 두세 모금이라도 피웠으면 이번 시도는 금연 실패로 끝났을 것이다. 아찔했다.

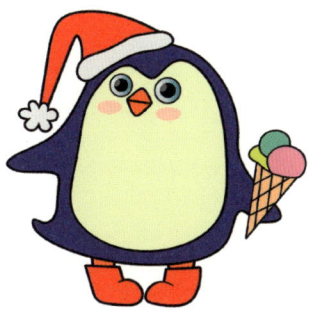

금연 26일차

어제 과음을 해서 그런지 아침에 일어났는데 술이 덜 깼다. 머리도 몽롱하고 목은 마르고 입은 근질근질하다. 담배를 피우고 싶은 욕구가 엄청 강하게 올라온다. 담배를 피우지는 않겠지만 피우고 싶은 생각이 강해지니 괴롭다. 피우고 싶은 욕구의 강도가 금연 후 48시간이나 72시간의 느낌이다. 얼른 일어나서 양치를 하고 냉수를 마시고 나가서 뛰고 와서 샤워를 해야 하는데 술에 취해 있으니 움직이기도 싫고 더 자고 싶고 몸이 쉽게 일어나지지는 않는다. 담배 생각이 계속 머릿속을 치고 들어와 괴롭다.

겨우 일어나 양치하고 냉수 마시고 쇼파에 앉았으나 계속 담배 생각이 났다. 아내가 괴로워하는 나를 보더니 극장 옆에 있는 키즈까페에 애들이랑 가서 내가 아이들 보고 있을 테니 영화 한 편 보고 오라고 했다. 얼마 만에 극장을 가는 것인가? 설렜다. 시원한 콜라를 먹으면서 재미있게 영화를 보다 보니 술이 다 깬 거 같다. 강했던 흡연 욕구도 술이 깨면서 사라졌다. 개봉한 지 얼마 안 된 영화였는데 이 영화는 몇 개월 후에 천만 관객이 본 영화가 되었다.

  이날 깨달은 것이 나는 술을 마실 때보다 다 마시고 나서 술이 덜 깬 다음날이 훨씬 흡연 욕구가 강하다는 것을 깨달았다. 금연 후 술이 점점 좋아지는데 술을 마시고 난 다음날은 흡연 욕구 때문에 괴롭고 금연자의 삶은 쉽지 않구나 하고 생각했다. 이제 한 달이 되는데 얼마나 지나면 담배 생각이 나지 않을까 하는 궁금증도 생겼다. 하지만 22년 동안 담배를 피웠는데 한 달 만에 담배 생각이 안 난다면 그것도 이상한 일이라고 생각했다.

금연 30일차

담배를 한 대 물고 불을 붙인 후 입에 대고 강하게 빨자 담배연기가 폐포까지 꽉 채워지는 느낌이다. 입과 코에서 나는 담배연기는 주변 공기를 채운다. 말라 죽어가던 식물이 물을 빨아당기듯이 온몸에 니코틴이 휘몰아치는 느낌이다.

죽은 줄 알았던 니코틴 수용체 악마가 속삭인다.

"한 대 피우니 어때? 너무 좋지? 너는 담배가 어울리는 인간이야."

나 금연 중인데 망했네! 지금까지 참은 거 아까워서 어떡하지? 아내에겐 뭐라고 말하지? 순간 머리가 복잡해졌다.

순간 벌떡 일어났다. 커텐 밖을 보니 아직 해가 안 뜬 걸로 봐서 이른 새벽이다. 금연하는 사람들이 흡연몽을 꾼다는데 나는 한 번도 경험이 없어서 흡연몽은 거짓말이구나 생각했는데 한 달째에 흡연몽을 꿨다. 꿈이 너무 생생해서 손에서 담배 냄새가 안 나나 맡아보고, 옷에서 담배 냄새가 안 나나 맡아봤다. 이날 이후로 흡연몽을 네 번 더 꾸었다.

오늘은 금연한 지 한 달째이자 첫째인 딸내미 생일이다. 담배 피우러 밖으로 나갈 때 딸과 아들이 어디 가냐고 물으면 쓰레기 버리고 온다고 거짓말을 안 해도 된다. 그리고 아이들이 어려서 담배가 어떤 것인지 모를 때 금연을 할 수 있어서 좋았다. 금연을 함으로써 내 수명이 5년만 늘어나도 아이들을 5년 더 오래 볼 수 있다.

한 달이 지나면서 흡연 욕구가 생기는 빈도가 많이 줄었으며, 욕구가 생겨도 전보다는 쉽게 털어낼 수 있다고 생각했다. 이 정도 느낌이면 평생 금연할 수 있을 것 같다는 생각을 처음으로 했다. 막연한 초조감과 우울감이 많이 사라졌다.

금연 56일차

담배를 피우고 싶은 생각이 들 때면 '올해까지만 일단 참자'라는 마음으로 시간을 보냈다. '몇 년간 끊자! 평생 끊자!' 하면 마음에 부담이 될까봐 '일주일만 더 참자! 한 달만 더 참자!' 하는 마음으로 조금씩 시간을 미루다 보니 벌써 연말이 되었다.

크리스마스도 지나가고 날씨가 많이 쌀쌀해졌다. 골프도 11월부터 3월까진 치지 않기 때문에 연습장도 다니지 않고 러닝도 날씨가 추워서 하지 않고 있었는데 몸이 찌뿌둥하고 퇴근 후 저녁 시간에 운동이 하고 싶어졌다. 올해 골프를 치다가 허리를 두 번 다친 적이 있는데 재활의학과 선생님이 코어 운동에 필라테스가 좋다고 해서 한 번 해볼까 하고 용기내서 갔다. 필라테스라는 운동을 처음 해봤는데 상당히 나랑 맞는 것 같았다. 이 좋은 운동을 왜 이제 시작했나 싶을 정도였다. 어깨와 뒷목이 항상 아팠는데 필라테스를 한 이후로는 뒷목과 어깨가 아프지 않았다. 특히 일하면서 생긴 스트레스 또한 많이 완화되는 것 같고, 그로 인해서 퇴근 후 흡연 욕구가 필라테스를 하면 많이 사라졌다.

특히 필라테스를 하면서 크게 숨을 들이마셨다가 뱉는 호흡법을 익힌 후 평소에도 흡연 욕구가 생기거나 스트레스를 받으면 숨을 크게 쉬게 되었다. 숨을 크게 쉬는 습관은 현재도 계속 유지되고 있다.

냉수 마시기, 크게 숨쉬기, 양치질하기, 집중력이 필요한 일 하기, 공간 바꾸기(일하는 진료실에서 흡연 욕구가 안 사라지면 복도나 화장실을 다녀온다) 등 간단하면서도 단기간 찾아오는 흡연 욕구를 넘기는 데 효과가 있는 방법들을 꾸준히 하고 있다.

담배 생각이 하루에 다섯 번 이하로 줄어들었다. 담배를 끊기 위해 규칙적이고 자극적이지 않은 평범한 삶을 지내려고 노력을 많이 했는데 특별한 일없이 하루하루 똑같이 사는 것이 행복이라는 것을 느끼고 있다. 직장에서의 스트레스는 어쩔 수 없지만 집에서만큼은 스트레스 없이 지내려고 의도적으로 더 노력하고 있는 것 같다.

금연 79일차

　우리 의원은 회식을 보통 평일에 할 때는 코디팀, 간호팀, 피부팀 부서별로 나눠서 한다. 나는 보통 카드만 주고 참석하지 않는다. 1년에 단 한 번 토요일에 연말이나 연초에 전체 인원이 참석하는 송년회나 신년회를 하는데 이날은 직원들도, 나도 술을 주량껏 먹는 편이다. 오늘이 병원 신년회 날인데 평소에 단골집인 삼겹살집에서 1차를 진행했다. 금연을 하고 달라진 큰 변화는 내가 소주맛을 알게 된 것이었다. 20살 이후부터 소주를 잘 못 먹어서 항상 맥주나 하이볼 같은 칵테일을 주로 마셨는데 담배를 끊으니 소주가 달달하게 느껴졌다.

　소주뿐만이 아니라 평소에 음식을 먹을 때에도 미각이 더 살아나 맛이 다채롭게 느껴졌다. 직원들과 주거니 받거니 오는 소주를 다 받아서 먹었다. 고기를 먹다가 비빔냉면을 시켜서 한 젓가락 먹은 기억이 있는데 그 뒤로 필름이 끊겼다가 식사를 다 마치고 계산을 할 때 다시 기억이 돌아왔다. 그리고 2차로 근처의 횟집을 갔는데 횟집에서 나온 콘샐러드를 먹다가 필름이 또 끊겼다. 그리고 중간중간 집으로 걸어오던 기억이 어렴풋이 나고, 그 이후로는 기억이 나지 않았다.

20살 신입생 때 1년 위의 선배가 준 술을 먹다가 필름이 끊긴 후 단 한 번도 술을 먹다가 블랙아웃이 된 적이 없었는데 23년이 지난 지금 필름이 끊기다니 당황스럽고 무서웠다.

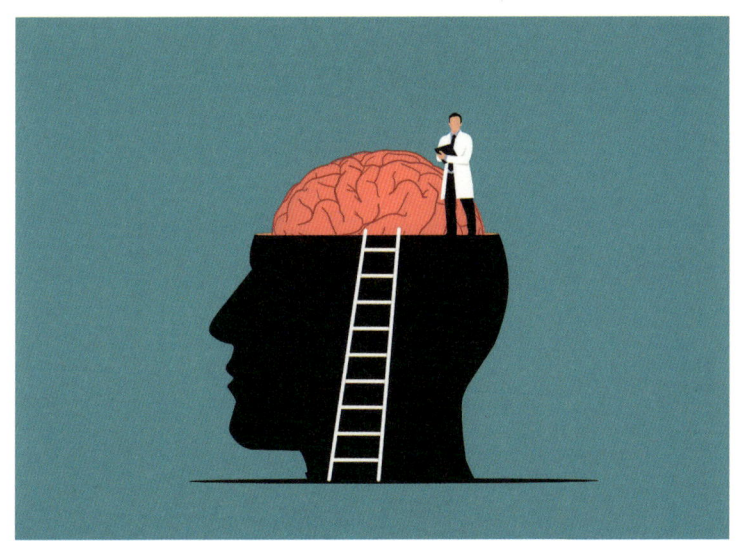

금연 80일차

일어나니 머리가 지끈지끈했다. 술을 많이 마시고 난 다음 날 술이 덜 깼을 때는 마치 금연한 지 1주일도 안 되는 시기 때처럼 흡연 욕구가 강하게 올라온다. 술을 마실 때는 좋은데 다음날 이 강력한 흡연 욕구는 참 힘들고 괴롭다.

잠에서 깬 후 아내에게 담배 냄새가 안 났는지 물어봤다. 다행히 담배 냄새가 나지 않았다고 했다. 필름이 끊긴 상황에서 가장 두려웠던 것은 내가 의식하지 못하는 상태에서 담배를 피운 건 아닐까 했던 점이다. 아내는 내가 아내에게 회식 후 데리러 오라고 전화했었다고 했다는데 기억이 나지 않았다. 이날 이후에 애기들 친구 아버님과 한 번, 개원의 친구들과 한 번 해서 두 번 술을 먹다가 필름이 중간중간 나간 적이 있었는데 아내에게 정말 크게 혼이 났다.

금연에 성공한 주변 지인과 술과 금연에 대하여 이야기를 한 적이 있는데 나처럼 금연을 하고 술을 더 많이 먹게 되었다는 사람이 꽤 있었다. 이 내용을 논문이나 책을 찾아보려 했는데 찾지 못했었다. 곰곰이 생각해보니 주량이 늘었다기보다 술을 마시는데 절제가 안 되는 것 같은 느낌이었다.

예전에는 어느 정도 취하면 그만 마시는 절제력이 있었는데 절제력이 사라진 것처럼 어느 정도 이상 취하면 계속 술을 마시게 되었다. 뇌가 금연으로 잃은 도파민 자극을 술을 통해 보상받으려 하는 건 아닌가 하고 추측해본다. 혹시 독자들도 금연 후 술이 늘기 시작하거나 술에 대한 욕구가 강해지면 조심해야 할 것 같다.

금연 100일차

우리나라 최대 명절 중 하나인 설날 구정이다. 이날은 공주에 있는 키즈팬션에 아이들과 장인, 장모님, 처제네 가족이랑 같이 가서 보내기로 했다. 맛집들도 다니고 재미있는 시간들을 보냈다. 아내에게만 말하고 다른 사람들에게 말하지 못하는 이야기가 있었다. 사실 90일이 지나고 나서부터 담배를 피우고 싶은 흡연 욕구가 강하게 생겼다. 특별한 이벤트가 있는 것도 아니고 스트레스받는 상황이 있는 것도 아닌데 그냥 시도 때도 없이 담배 생각이 났다.

처음 금연을 시작한 후 14일이 지났을 때 금연이 할 만하다고 생각했고, 30일 정도가 지났을 때 금연에 성공할 수 있겠구나 생각했는데 자만이었다. 한순간도 방심해서는 안 되고, 담배 앞에 겸손해야겠구나 생각했다. 지금까지 잘 지내왔는데 90일이 지나서부터 실연의 상처 같은 느낌이나 공허한 느낌이 흡연 욕구와 함께 강해졌다. 지워지지 않는 반흔 같은 게 마음에 생긴 게 아닌가 하는 생각까지 들었다.

콜드터키법으로 먼저 금연에 성공한 동서에게 물어보니 100일쯤, 1년쯤에 위기가 한 번씩 찾아왔었다고 이야기했다. 담배란 역시 지긋지긋하고 무서운 놈이구나 하고 생각했다. 담배가 이 정도인데 마약을 했다가 끊은 사람들은 얼마나 힘들게 이겨냈을까 하는 생각도 들었다.

90일 전후로 찾아온 알 수 없는 흡연 욕구와 갈망은 110일 정도 지나니 평소처럼 약해졌다. 왜 이 시기에 흡연 욕구가 갑자기 증가했는지 이유는 알 수 없었다.

가끔 기름진 음식을 먹고 난 후에 '지금 담배를 피우면 맛있지 않을까?'라는 생각이 들 때가 있는데 이제는 냉수를 마시거나 하지 않아도 담배 생각을 다른 생각으로 돌릴 수 있다. 담배 생각은 잠시 떠오를 뿐 머물거나 하지 않았다.

금연 150일차

　금연은 방심하면 안 되고 담배 앞에서는 항상 겸손해야 되지만 어느 정도 안정기에 접어든 것 같다. 날씨는 추운 겨울이 가고 봄이 왔다. 월요일과 목요일은 골프연습장, 화요일은 러닝이나 산책, 수요일은 필라테스를 하면서 지내고 있다. 술을 마실 때도 담배 생각이 잘 나지 않는다. 전처럼 다음날 숙취가 남을 정도로 술을 마시지 않고 있으며, 웬만하면 집에서 술을 먹는 편이다. 이것은 자의 반, 아내로 인한 타의 반이다.

　기름진 음식을 먹어도 담배 생각이 크게 나지 않는다. 시간이 어느 정도 흐르고 나서는 담배 생각이 가장 강하게 나는 시간은 이 금연책을 쓰는 시간이었다. 흡연할 때와 금연할 때의 기억을 되살리느라 담배 생각을 해야만 했다. 규칙적인 생활습관과 운동이 삶에 자리 잡으면서 신체적으로나 정신적으로

나 많이 건강해진 것 같다.

  매일매일 금연 어플을 보면서 금연한 지 몇 시간째인지, 며칠째인지 확인하면서 스스로 뿌듯해했었는데 어느 순간부터 금연 어플을 보지 않은 지도 몇 개월이 지난 것 같다. 대학교 때 담배를 같이 시작하고 최근에도 만나는 친한 대학 동기형이 있는데 이 형이 금연한 지 올해로 11년째다. 흡연자일 때 형이 담배 끊은 지 10년이 되었다는 이야기를 듣고 속으로 너무 부러웠었다. 지금은 나도 알고 있다. 담배를 사서 불을 붙이고 입에 대지 않고 가만히만 있으면 시간은 알아서 잘 흘러간다.

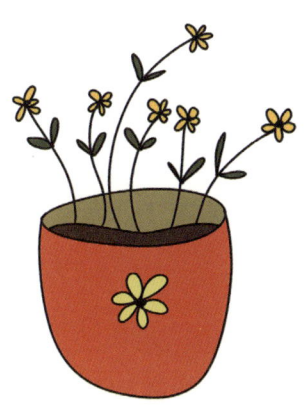

73

금연 200일차

담배는 끊는 것이 아니라 죽을 때까지 참는다라는 이야기가 있다. 흡연할 때 이 이야기를 들으면 담배를 어떻게 평생 참을까 하고 금연 자체를 하기가 두려웠는데 200일이 넘어가니 이 이야기가 이해가 간다. 담배 생각은 2~3일에 한 번 정도 날 때도 있고, 하루에 한 번 날 때도 있고, 규칙적이지는 않으나 종종 떠오른다. 담배를 피우고 싶다는 강한 생각보다 피우면 어떨까 정도의 강도이다.

흡연 욕구가 생길 때마다 나는 이미 비흡연자의 섬으로 넘어와서 담배를 구매할 수가 없다. 이곳에는 담배를 팔지 않는다. 나는 이미 비흡연자가 되었고, 과거 흡연자의 내 모습은 없다. 나는 처음부터 비흡연자였다. 내가 담배를 피우면 아들도 담배를 피울 것이다 등의 여러 가지 상상도 하며 참기도 했었는데 200일 지나서는 담배를 피우지 않고 있는 것이 자연스러워서 억지로 어떤 생각이나 행동을 하지 않아도 담배 생각이 머무르지 않고 흘러 지나갔다.

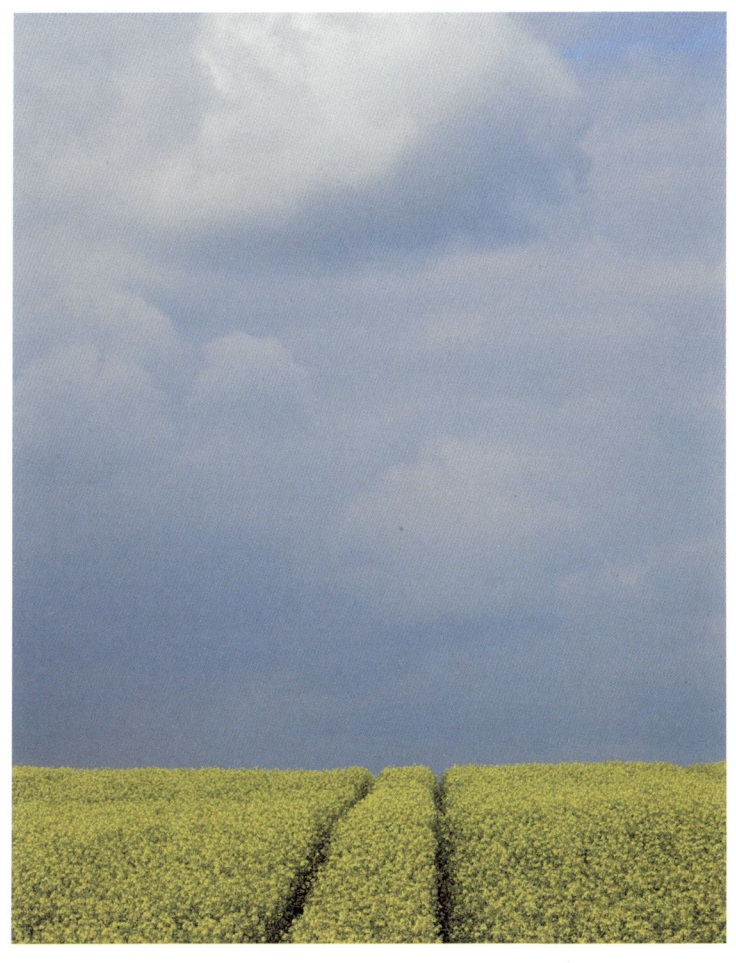

에필로그

　누군가가 나에게 금연을 어떻게 했냐고 물어보면 금연을 시도하다가 실패해봤기 때문에 금연을 할 수 있었다고 이야기할 것이다. 많은 사람들이 마냥 금연이 어렵고 하기 힘든 것이라고 두려워하기 때문에 시도조차 못해서 금연을 못한다고 생각한다. 나도 니코틴 수용체에 세뇌되었을 때는 내가 담배에 관해서는 의지가 약한 사람이라고 생각했다. 사실 그렇지 않다.

　평범한 사람이라면 누구나 금연할 수 있다. 다만 시도를 하지 않았거나 처음 72시간에 찾아오는 당황스러운 금단증상들에 대하여 대처하는 방법을 몰라서 안 되는 것뿐이다.

　금연을 두 번, 세 번 정도 실패하면 내가 어느 시점에서 실패하는지 학습할 수 있다. 나는 그 부분을 도와주기 위하여 이 책을 썼고, 금연을 한 번이라도 도전해본 경험이 있다면, 24시간 만이라도 참아본 경험이 있다면 이 책은 더 와닿을 것이고, 당신에게 더 많은 도움이 될 것이다.

이 책을 끝까지 읽은 지금도 두려움에 시도조차 하지 않고 있는가? 그렇다면 당장 레벨업 금연법을 시도해보길 바란다.

2024년 6월

저자 **이종상**

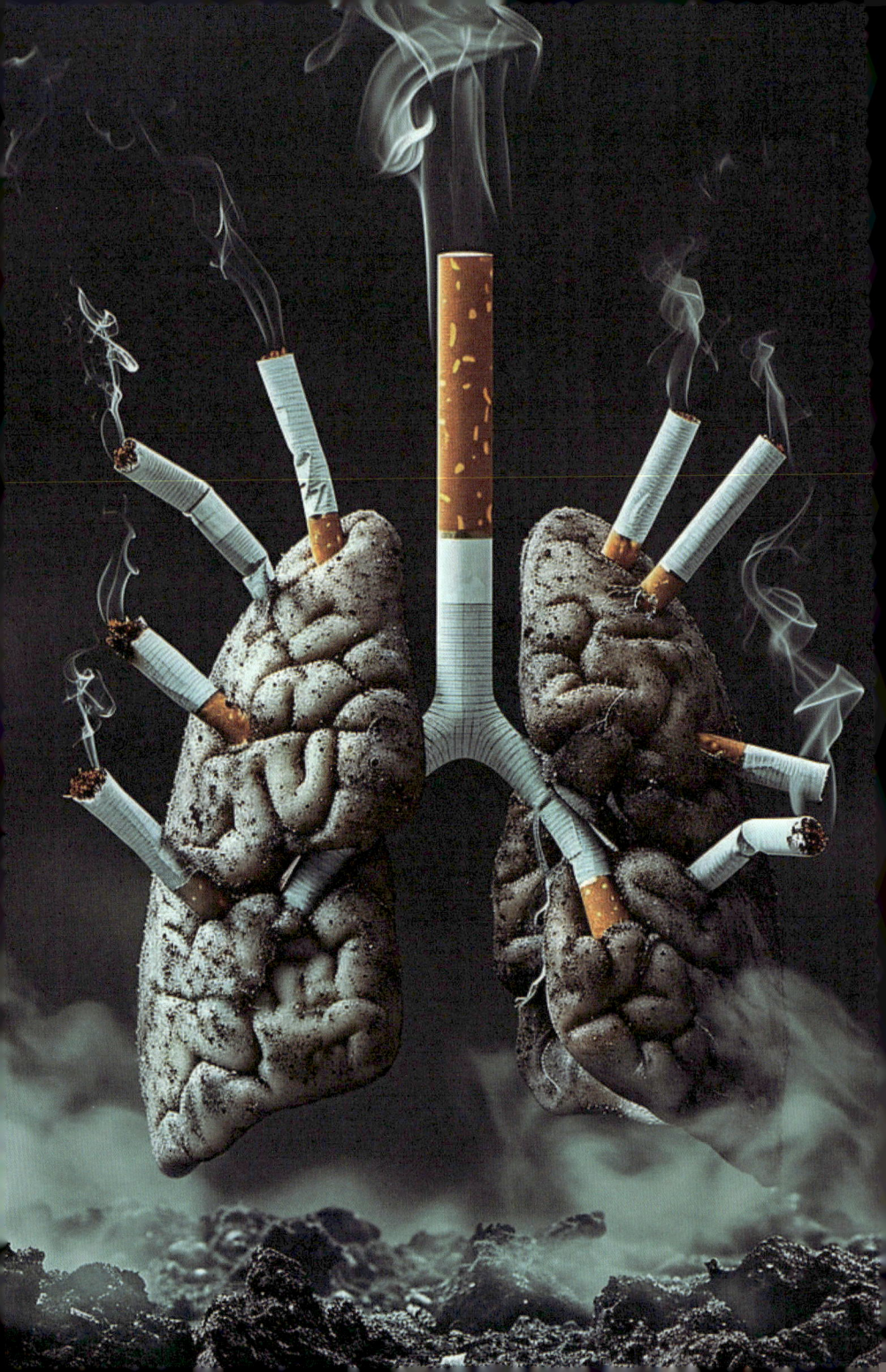